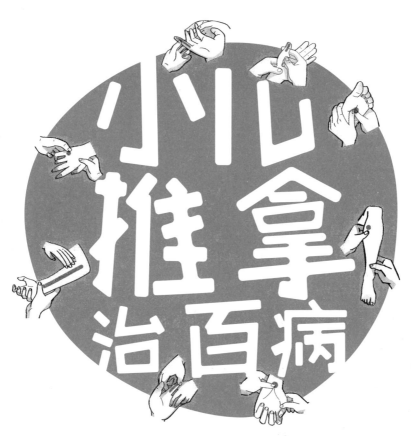

小儿推拿治百病

王永丽　著

任昕昕　主审

天津出版传媒集团

天津科学技术出版社

图书在版编目（CIP）数据

小儿推拿治百病 / 王永丽著. -- 天津：天津科学
技术出版社，2022.8
ISBN 978-7-5742-0302-0

Ⅰ.①小… Ⅱ.①王… Ⅲ.①小儿疾病 – 推拿 Ⅳ.
①R244.15

中国版本图书馆CIP数据核字(2022)第121726号

小儿推拿治百病
XIAOER TUINA ZHI BAIBING
责任编辑：孟祥刚

出　　版：	天津出版传媒集团
	天津科学技术出版社
地　　址：	天津市西康路35号
邮　　编：	300051
电　　话：	（022）23332372
网　　址：	www.tjkjcbs.com.cn
发　　行：	新华书店经销
印　　刷：	北京盛通印刷股份有限公司

开本690×980 1/16 印张14 字数214 000
2022年8月第1版第1次印刷
定价：56.00元

目 录
CONTENTS

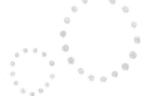

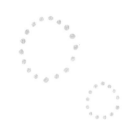

春季篇

❤

春季养护孩子的要点：
饮食、起居、运动和推拿

　　春三月，是指从立春开始，到谷雨结束的这段时间，包含立春、雨水、惊蛰、春分、清明、谷雨六个节气。

　　《黄帝内经》有言："春三月，此谓发陈。"大家都知道，春生夏长秋收冬藏，所以春季要格外注重"生"字。春生，一方面，指人体的生命力和生机；另一方面，肝木主生，春生还代表肝气升发。这一篇，我们就从饮食、起居、运动、推拿几个方面来谈谈春季身体的养护。

春天，应该顺应木气的升发。本章从饮食、起居、运动几个方面来谈谈春季身体的养护。

💧 饮食

大家都知道，冬吃萝卜夏吃姜。这句话其实就道出了我们饮食的秘诀。

冬天天气冷，主收藏，我们就要吃些行气的食物，比如萝卜。萝卜可以帮助我们行气降气，帮助我们收敛潜藏。立春之后，天气渐渐变暖，人的阳气外浮了，这时候体内的中焦开始慢慢变凉，我们就要吃温补辛散的食物。春季宜养肝，而肝喜散恶收，所以我们就要吃些帮助我们温暖中焦、疏理肝气的食物。比如早上可以喝姜丝红糖水或者姜丝粥，升发一天的阳气。春季也可以多吃一些健脾的食物。在中医理论中，肝与脾是相互制约的，养好脾也非常重要，可以吃些山药、红薯、南瓜这些微甜且养脾的食物。

此外，有的家长可能会问，怎么有的地方说春季可以吃酸味的食物？有的地方又说要少吃呢？酸不是会收敛肝性吗？到底该不该吃呢？

在这儿给大家解答一下，其实酸味的食物在春季是可以适量吃的。因为现代人很多肝火太旺，比如有的孩子脾气大，爱上火，睡不好，就可以适当吃点酸的，滋养肝阴，降降肝火。

💧 起居

春三月，阳气升发，白日渐长，万物复苏。我们的身体也会不自主地想出去活动活动，所以春季是踏青出游的好时机，尤其是清明。但是，春季人的毛孔刚刚打开，风又为百病之长，此时春风拂面，就会导致很多人冬天没生病，却倒在了春天里。

所以说，春捂秋冻还是有道理的。我们在春天时一定要护好阳气，不要冻着了。

在春天，我们除了要做好防风保暖的工作，还要记得早睡早起。尤其是小朋友，一定要早睡，把肝气收回来，好让第二天早上阳气升发起来。

早上五六点，是我们阳气升发的时候。如果赖床到八九点，那么就容易压住阳气，升发不起来。所以一定让小朋友们早睡早起。

睡前泡泡脚，可以舒缓一天的疲劳。而且一到春天，湿气慢慢增多了，泡脚不仅可以疏肝安眠，还可以祛湿通阳，对很多过敏反应能起到很好的缓解作用。

🌢 运动

一提到春季运动，很多朋友就开始瑟瑟发抖了。坚持运动真是太难了。没关系，给大家推荐几项适合春天做的简单运动。

（1）散步晒太阳：春天日照时间增多，阳光中的紫外线可以帮助我们将维生素 D_3 转化为人体所需的钙质，所以让孩子们多出门走走、多晒晒太阳，可以帮助他们长大个。而且孩子们不怕累，骑骑车，跳跳绳，都是非常好的春季运动。要注意做好防晒工作。

（2）伸懒腰：伸懒腰可以疏通肝气，是一项十分适合在春天做的运动。伸懒腰的时候，我们尽量将身体向外舒展，四肢伸直，全身肌肉都要用力参与。伸展时，尽量吸气，肌肉紧绷；放松时，尽量吐气，肌肉全部放松。

春天多伸懒腰可以吐纳出新、行气活血、舒经活络、振奋精神等，有许多的好处。

（3）梳梳头：《养生论》中有"春三月，每朝梳头一二百下"之说。梳头可以舒展毛孔，通达阳气，促进血液循环等。同时，头顶有百会穴，春天多多按摩百会穴，可以让我们的孩子更加聪明，长得更高。

🌢 推拿

在不同季节，人的身体机能会发生许多微妙的变化，病症呈现的方式也略有不同。在这种情况下，我们应该根据小孩具体的身体状况，施以正确的推拿手法，才能实现"手到病除"。那如何推拿呢？这是本书的重点，在后面的章节会详细讲解，在此不做过多赘述。

以上就是春季人体的养护概览。总结一下，春季我们要以疏肝明目、健脾促长为主，要注意一些春季特有的问题，如感冒、过敏等。

❉立春❉

孩子长高有三宝：营养、运动、睡眠好

立春是一年二十四节气之首。当立春开始，这一年也正式拉开序幕了。我们常说，一年之计在于春。孩子们经历了一冬天的潜藏，在春天也要开始将埋藏的能量升发出来了。所以春季是小孩子生长发育的关键时期。

每年春天的那几个月，如果护理得当，孩子的身高能猛蹿一蹿。本篇就来给家长们讲讲，为什么春天能长个儿，如何才能抓住这个长个儿的关键时期，饮食、起居、运动、推拿都该注意些什么。

有的家长会问，春天时孩子能长个儿，这有科学依据吗？孩子之所以能在春天长个儿主要有以下几个原因。一是，春天天气渐暖，阳气浮出表面，天地间万物复苏，孩子们的消化功能逐渐加强，血液循化加快，成长激素的分泌量是一年四季中最高的。二是，春天日照时间增多，阳光中的紫外线可以将人体中的维生素 D_3 转化为人体所需的钙质，能让骨骼更加强壮，让孩子生长得更加迅速。

那么，如何做好春季护理才能让孩子长大个儿呢？家长们请记住一个口诀：春季长个儿有三宝，营养、运动、睡眠好。要将以上三项都做到位，疏肝健脾跑不了。为什么这么说呢，接下来给家长们一一分析。

说说营养这件事

很多家长会说，要想让孩子春天长个儿，是不是得给孩子多吃点肉、蛋、奶。

其实，补充营养不需要贪贵、贪热量高，孩子的脾胃运化功能有限，饮食还是应该以五谷为主，多吃青菜，少量肉食，能正常消化吸收是关键。如果孩子吃得太多，消化不了，胃不和则卧不安，晚上会睡不好，大家都知道，个儿多半是晚上长，睡不好个儿长得就慢，所以家长们别再盲目给孩子补充营养了。

那春天时孩子应该吃什么呢？大家已经知道了春季应该养肝，绿色的食物就对应着肝。所以，在春天应该让孩子多吃一些绿叶菜，如菠菜、苨麦菜等。

其实大葱也是个不错的选择。春夏养阳，很多绿色菜还是会偏寒，我们可以在炒菜时多放点葱，葱白具有升发阳气作用。立春正值换季，早晚温差大，还会刮风。风为百病之长，孩子们特别容易外感，此时来一杯葱白淡豆豉水，感冒一下就能好一半。所以，春天可以让孩子多吃点葱。

说说运动这件事

春天天气渐暖，可以让孩子们多出去跑一跑。户外运动时，孩子可以晒晒阳光，促进维生素 D_3 转化。在中医中，动则生阳。孩子们在运动中，阳气渐旺，而且有助于晚上睡眠。

说说睡眠这件事

现在的生活节奏越来越快，孩子们的压力也日渐增加，晚睡的孩子越来越多。但需要注意的是，成长激素的分泌时间为晚上 12 点至凌晨 1 点，如果这段时间孩子没有进入深度睡眠，那么就会错过了长个儿的绝佳机会。所以，我们尽量要让孩子在晚 10 点前睡着，在 12 点前进入到深度睡眠的状态，这样才有助于孩子长个儿。

说说为什么疏肝健脾在春天很重要

脾胃对孩子的健康起着至关重要的作用。脾主运化，我们吃进去的东西，都指着它帮我们输送到身体中的各个地方。很多家长都有这样的疑惑：在饮食上我们已经很注意了，饮食很清淡，为什么孩子的脾胃还是不好。

春主肝，而肝在五行中属木。脾，在五行中属土。按照五行相生相克的原则，木克土，所以孩子如果肝不好，就会让脾胃随之受损。

那孩子的肝又是怎么不好的呢？肝开窍于目，现在的孩子一人抱一个iPad，就会导致用眼过度。同时，很多家长工作忙碌，孩子就会跟着大人的作息，睡得很晚。到了晚上11点左右，也就是子时，就是肝胆当令，此时人若得不到休息，就会木气过旺，而克土。

因此，用眼过度、熬夜，就是伤害孩子脾胃的罪魁祸首。想养脾，先养肝。

春天我们就应该养肝，下面就给大家推荐几个疏肝健脾的推拿手法，让孩子们在这个春天，肝脾养护两不误，健健康康长大个儿！

꒰ 清肝经 ꒱

位置：在孩子的食指螺纹面，也就是手心这一面。

方法：从指根推向指尖，向外推，两只手各操作 3 分钟。

作用：帮助孩子清除肝火，起到疏肝的功效。

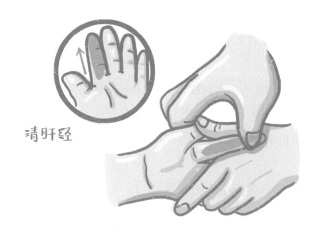

清肝经

👐 清补脾 👐

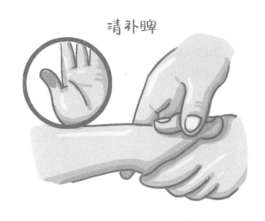

清补脾

位置：在孩子大拇指的桡侧。

方法：从指根到指尖来回推，两只手各操作3分钟。

作用：帮助孩子刺激脾胃的运化，平补平泻。无论孩子是脾胃阳虚，还是脾胃阴虚，都可以这样推拿。

👐 按揉足三里 👐

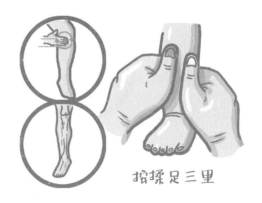

按揉足三里

位置：在孩子外膝眼下三寸，用孩子的手指量，四指并拢为三寸，即食指按在外膝眼上，小指所在的位置就是足三里。

方法：按揉，两条腿各揉3分钟。

作用：健脾和胃，促进运化。

👐 搓涌泉 👐

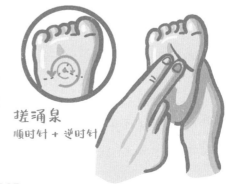

搓涌泉

顺时针＋逆时针

位置：在孩子脚底的上三分之一处，脚底板下面有一个很像人字的纹路，这个人字的交点处就是涌泉穴。

方法：按揉或者搓都可以，两只

脚各3分钟。

作用：睡前按揉能够帮助孩子排出春季的虚火，起到滋阴、补肾的功效。

🖐 顺捏脊 🖐

位置：在孩子的背部，从尾骨处到大椎。

方法：从下往上捏。

作用：春天给孩子捏捏脊，可以帮助孩子刺激脊柱旁开的17对穴位，帮他们调和阴阳，疏经通络，使孩子的身体更加舒展。

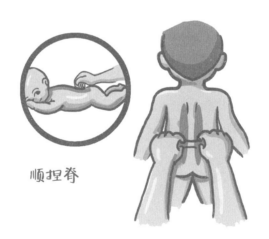

顺捏脊

在给孩子推拿时，家长们需要注意：

（1）孩子饭前饭后40分钟内不要操作。

（2）在操作时家长们要剪短手指甲，做好手部清洁，沾上一些按摩油或温水等，不要划伤孩子的皮肤。

此时，家长们可能会有疑问，在春季应该给孩子吃点什么呢？

因为春季木性升发，孩子们容易在此时肝火旺盛。肝火旺盛会导致孩子晨起眼角分泌物增多，还可能会导致孩子脾气大，唇红，舌苔红，晚上睡不好，大便干燥，等等。大人肝火旺盛会导致失眠，尤其女性会出现肝郁的情况。

这里，给大家推荐一个疏肝的食疗方——玫瑰粥。

TIP　玫瑰粥

材料：大米100克，薏米20克，干玫瑰花5克，适量冰糖。

做法：先将大米淘洗干净，把玫瑰花浸泡10分钟，将花瓣撕下来，将花蕾丢掉。然后在锅中加入清水，水烧开后加入大米和薏米，转小火，炖40分钟。出锅前10分钟加入玫瑰花瓣。出锅前5分钟，加入冰糖。

玫瑰花既清香扑鼻，又美容养颜，最重要的是疏肝的功效特别好。常食玫瑰花粥，可悦人容颜，使皮肤细腻有光泽，还可治疗肝气郁结引起的胃痛，对情绪方面还有镇静、安抚、抗忧郁之功效。

如果没时间熬粥，可以泡一壶玫瑰花茶。大人和孩子一起喝玫瑰花茶，可以远离肝火。

✿ 雨水 ✿

雨水重在养肝，忌晚睡、生气、过度用眼

雨水是二十四节气中的第二个节气。太阳黄经达330度时，便是雨水节气。此时，气温回升，冰雪融化，降水增多，故名雨水。

雨水节气前后，万物开始萌动，这意味着春天就要到了。

春天是阳气升发的季节。儿童木气最旺，阳根最易动摇。此时，早晚温差大，很容易招染风寒之症。

秋冬养阴、春夏养阳，春季养阳以收敛为主。可以适当吃一些酸食以助收敛，多吃绿色茎干类蔬菜可以疏肝。

连续阴雨天时，晚上可用艾草饼泡脚，提升阳气，祛除湿寒。

春季养肝比健脾还重要

春季养肝切忌以下三点：

（1）熬夜和晚睡——肝藏血，血为生命之本。越是贫血的人，越容易失眠。越是失眠熬夜，气血越是匮乏。

（2）生气和抑郁——春天我们对孩子要以鼓励为主，给他们健康快乐的成长环境。心情好了，肝气才能舒畅，脾胃调达，才能长高。

（3）电视和手机——肝开窍于目，用眼过度最伤肝，所以很多眼睛不好的小朋友，脾胃也不好。

疏肝安神的推拿手法

🖐 清肝经 🖐

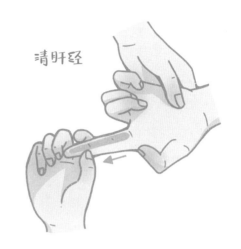

位置：在孩子的食指螺纹面，也就是手心这一面。

方法：从指根推向指尖，向外推，两只手各操作3分钟。

作用：帮助孩子祛肝火。

🖐 按揉小天心 🖐

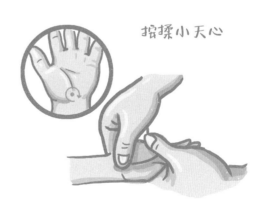

位置：在孩子手掌大小鱼际的相接处。家长可以自己伸手找一下，在手腕与手掌连接处的中点，有一个小坑，那里就是小天心的位置。

方法：两只手各按揉3分钟。

作用：可以帮助孩子安神定惊，泻火除烦，清热祛火。

🖐 搓涌泉 🖐

位置：在孩子脚底的上三分之一处，脚底板下面有一个很像人字的纹路，这个人字的交点处就是涌泉穴。

　　方法：按揉或者搓都可以，两只脚各 3 分钟。

　　作用：补肾固本，滋阴化燥，安神助眠。

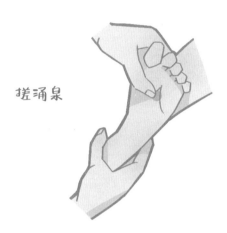

搓涌泉

　　雨水时节适合吃什么食物呢？自然是可以疏肝的食物。给大家推荐两款食疗方。

TIP

金橘芡实小米粥

　　材料：金橘 20 克，芡实 100 克，小米 50 克，生姜少许。

　　做法：将金橘洗净切片，芡实、小米淘洗干净，然后把所有食材一同入锅，加水适量，大火煮开，改用小火熬成稠粥即成。

　　功效：健脾养胃，疏肝理气。

红枣莲子玫瑰粥

材料：红枣5枚，莲子10克，生麦芽50克，糯米50克，玫瑰花10克。

做法：将大枣去核，莲子、生麦芽、糯米浸泡后，煮成粥，粥成后撒入玫瑰花瓣。

✿惊蛰✿

孩子暴躁、易怒、困乏，怎么办

　　每年的3月5日—6日就会迎来二十四节气中的惊蛰。我们之前曾提到过，虽然一年四季以立春、立夏、立秋、立冬为季节的开始，但是体感温度是有延迟的，秋天要到秋分过后才觉得凉，冬天要到冬至才觉得冷，而春天就是到了惊蛰，才觉得春天的脚步近了。春风拂面，山花遍野，春天是郊游的季节。虽然春风拂面能给人带来清爽的感觉，但是也要注意风为百病之长，春天也是各种疾病的多发期。那么，在这春三月里，饮食起居该如何养护？孩子们在春天会遇到哪些常见问题？该如何应对呢？这一节我们就来说一说。

　　惊蛰，是二十四节气中的第三个节气，太阳黄经到达345度，万物复苏，万类生命由静转动，由伏藏转为升发。

　　惊蛰后万物复苏，动物会因打雷而从冬日的沉睡中醒来，人亦受惊蛰影响而阳气升发，很容易出现浮躁、易怒等不适症状。从中医来分析，这是阳气升发，虚火上浮，上扰神明的反应。

　　一般来说，肝气旺盛，人就容易脾气暴躁，因为肝主情志活动。因此，春三月要顺应春天的勃勃生机，让孩子开心乐观，多接触大自然，多与他人沟通交流。发现孩子情绪不好时，家长要及时帮他调整。当然家长自己也要努力控制情绪，尽量避免对孩子发火。怒伤肝，所以要控制自己的怒气，以免肝气太过而伤脾，导致脾胃不和。在发怒前用鼻子深呼吸三次，努力调节控制自己。

　　每逢春三月，也是孩子肝气最旺的时候，所以不要过于责罚孩子，应该多鼓励孩子，让孩子多些快乐，这样有利于孩子健康成长。为避免肝气旺盛，也可采取以下两个防治之法：一则顺应天地规律，运动起来，出点汗，使虚火透出来；二则吃点酸性的食物，滋肝阴以降肝火，比如乌梅三豆饮或乌梅白糖汤。

说完了情绪再来说说明目，春季是养肝最好的季节，肝开窍于目，无论是大朋友，还是小朋友，一定要在此时好好养肝明目。但令人痛心的是，中国近视率一直居高不下。大学生中，有90%的人是近视，造成近视的原因大概有：学业压力大，户外活动少；看电视、电脑、手机导致用眼过度；晚睡，熬夜，伤肝血。

肝藏血，若肝血不能滋润面部则面色无华；不能养目则眼睛干涩。且木克土，肝气弱，脾胃运化也会随之减弱，这对身体健康有着很大的危害。那么，我们该怎样养护肝呢？

饮食上：肝在色为青，多吃绿色蔬菜可以养肝。肝在味为酸，酸补肝之体。春季在米粥中适当加入一些食材，枸杞、甘栗、莲子、大枣、蜂蜜等，亦是养肝的不二之选。

情绪上：怒伤肝，当戒怒。尽量深呼吸，心情舒畅。

作息上：勿久视，勿熬夜。

小儿推拿，是春季养护的最佳方法

小儿经络远较大人敏感，特别是手部与四肢，轻轻推拿按摩即可产生良好的治疗作用。我们应当充分利用孩子这一身体优势，帮助他们保持健康。

疏肝明目的推拿手法推荐

🖐 清肝经 🖐

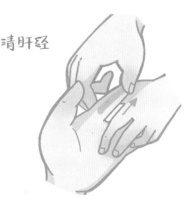

清肝经

位置：肝经的位置在孩子的食指螺纹面，也就是手心这一面。

方法：从指根推向指尖，向外推，两只手各操作3分钟。

作用：帮助孩子清除肝火，起到疏肝的功效。

按揉小天心

位置：在孩子手掌大小鱼际的相接处。家长可以自己伸手找一下，在手腕与手掌连接处的中点，有一个小坑，那里就是小天心的位置了。

方法：按揉，两只手各操作3分钟。

作用：可以帮助孩子安神定惊，泻火除烦，清热祛火。

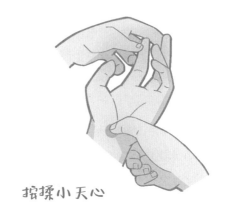

按揉小天心

健脾促生长的推拿手法

清补脾

位置：在孩子大拇指的桡侧。

方法：指根到指尖来回推，两只手各操作3分钟。

作用：可以帮助孩子刺激脾胃运化，将那些代谢不掉的热量赶紧通过运化代谢出去。这个穴位平补平泻，无论是脾胃旺还是脾胃虚的孩子，都可以用来刺激脾胃的运化，加强运化能力。

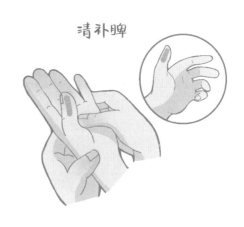

清补脾

🖐 按揉足三里 🖐

位置：在孩子的外膝眼下三寸，用孩子的手指量，四指并拢为三寸，即食指按在外膝眼上，小指所在的位置就是足三里。

方法：按揉，两条腿各3分钟。

作用：健脾和胃、促进运化。

惊蛰期间可以让孩子喝一些菊花、决明子、枸杞的泡饮，这些泡饮可以疏肝明目，十分有益！

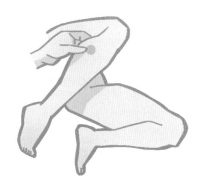

按揉足三里

推荐一款食疗方给大家：

龙眼党参鸽肉汤

材料：准备30克龙眼肉，30克党参，150克白鸽肉。

做法：先将鸽肉洗干净，切成小块，与龙眼肉、党参同入砂锅，加水适量炖汤，鸽肉熟后饮汤，食肉和龙眼。

功效：龙眼党参鸽肉汤可以滋养肝肾，健脾养胃。在惊蛰时节服用适量龙眼党参鸽肉汤可以起到非常好的温补作用，也能起到养生保健的作用。

❁ 春分 ❁

养阳疏肝三要点：动一动、梳一梳、捏一捏

3月20日或3月21日，就是我国传统的春分节气。《春秋繁露》说："春分者，阴阳相半也，故昼夜均而寒暑平。"也就是说，春分这一天是太阳最公正的一天。这一天，阳光直射赤道，全球大部分地区日夜是等分的。所以生命的最高境界——阴阳参半，就在这一天出现了。

春分这一天有个好玩的老习俗——竖蛋，据说春分当天呈66.5度倾斜的地球地轴，与地球绕太阳公转的轨道平面处于一种力的相对平衡状态，可以让鸡蛋稳稳地立起来。

春分时节，家长们可以带孩子在家试一试。

春分养护的要点：养阳、疏肝、调阴阳

养阳及升发阳气的方法

春分时节，地底潜藏的热气都向上升发，人的阳气也会升发。此时"阳化气，阴成形"的作用同时加强。若是阳气升发不畅，人体就会产生困倦乏力，如易感冒或起湿疹等症状。

我们一定要在此时将阳气升发起来。

不知道大家有没有觉得，天气暖和了就想出去动一动！动，则生阳。所以，一定要带孩子多动动。如可带孩子去外面跳跳绳。

如何疏肝

家长们有没有发现，一到春分时节，眼睛就十分干涩，或者气不顺。而孩子们呢，也是脾气变得很大，或者爱眨眼。这些都是春季木气升发所导致的。

疏肝就要顺应木的条达之性，所以我们就不能吃寒凉的东西。虽然天气暖和了想吃些冷食，但是这时候还是要克制一下，饮食要以温热为主。

另外，可以多梳头。梳头有助于按摩头部的经络，起到放松疏肝的功效，而且阳气升发好了，肝气自然也能通达。对此，古人有"梳头百步走，老头拍拍手"的说法。

穴位刺激、调和阴阳强健体魄

春分，天地间阴阳平分。气温变换迅速，孩子们的身体发育并不完全，很难及时调整以顺应外界变化，所以就需要我们通过穴位刺激来帮助他们提升身体调节的能力。

那么在调和阴阳的穴位上，给家长们推荐以下穴位。

👋 按揉身柱穴 👋

位置：在孩子两肩胛骨中间，上接头部，下面与腰背相连，像一个承上启下的支柱。

方法：用拇指从上至下按揉 3~5 分钟或用掌心来回搓热。

作用：调和阴阳，增强抵抗力，宣通肺气，预防感冒。大人们经常刺激此穴，也能起到强身健体的效果。

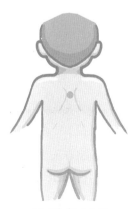

按揉身柱穴

🖐 按揉天枢穴 🖐

位置：在孩子肚脐旁开两寸处，左右各一。

方法：用两手大拇指或食指、中指同时按揉3~5分钟。

作用：疏调大肠，理气消滞，调和阴阳。

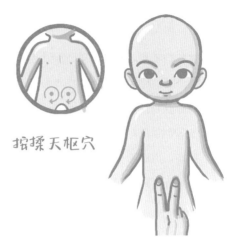

按揉天枢穴

🖐 按揉足三里 🖐

位置：在孩子的外膝眼下三寸，胫骨旁开一寸，用孩子的手指量，四指并拢为三寸，即食指按在外膝眼上，小指所在的位置就是足三里。

方法：按揉，两条腿各3分钟。

作用：健脾和胃，促进运化。

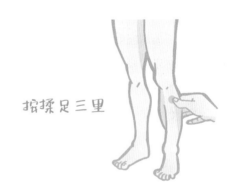

按揉足三里

以上就是春分节气给大家推荐的可连续推拿3~5天的手法，以上穴位也适合家长们自行操作。

每天泡泡脚，疏肝养阳全做到

大家春天要多运动，要多梳头，要养阳疏肝，那有没有一件事可以把这几样都做到的呢？用艾草饼煮水泡澡或者泡脚即可。

艾草有很好的温阳散寒的作用，用它煮水来泡脚或是泡澡能很好地宣通阳气，提升抵抗力。

　　另外我们人体的足底，有很多的反射区，泡脚可以放松身心，起到引热下行、疏肝理气的功效。

　　春分时节，可通过泡脚、推拿的方式帮孩子养好阴阳。

　　给大家一个孩子十分爱吃的食疗方。

TIP

肉松小葱拌豆腐

　　材料：豆腐250克，鸡肉松、小葱各20克，盐适量。

　　做法：小葱去根，摘去老叶，洗净，切成碎末。将豆腐切成3厘米厚、10厘米见方的大块，先放入开水锅中略煮，再放入凉水中冷却，沥水。豆腐码放到盘中，放上鸡肉松和小葱末，撒上盐，吃时再拌匀即可。

　　功效：豆腐性味平和，既健脾益气，又滋阴润燥，适合春分日食用。豆腐搭配滋养阴血的肉松和助生阳气的小香葱，营养充足又均衡，口味清爽不油腻，清清白白，与清朗的春分时节非常相衬。

清明

推拿五个部位，帮孩子温阳健脾

清明，是二十四节气中的第五个节气，也是二十四节气中唯一一个演变为民间节日的节气，它与端午节、中秋节、春节并称为中国四大传统节日。

清明前后阳气渐长，气温升高，雨量增多，正是春耕春种的大好时节，故农谚有"清明前后，点瓜种豆""植树造林，莫过清明"等说法。

从中医角度来看，清明在春分之后，正式预示天气要转暖了，阳气已经升浮于地面，所以此时就要调肝和养阳。

舒畅肝气

立春开始，即进入春天，春天为肝主时。随着春日渐深，肝气渐旺。在清明之际，肝气达到最旺。常言道"过犹不及"，若肝气过旺，会乘克脾胃，影响脾胃的正常生理功能，出现消化不良、纳差、腹胀、腹泻、腹痛等症状。

肝木旺则容易化火，火气上扰心神，会造成情绪失调，出现易怒、烦躁、抑郁、失眠等症状。

肝气过旺，容易肝阳上亢，易发生眩晕、颤抖类疾病。临床可见，清明前后是高血压病和精神系统疾病的高发期，这与肝气过旺有必然的联系，此时应重视养肝。

春天养肝，当以平补为原则，可以吃比如荠菜、菠菜、豆芽等有助于人体阳气升发的食物。

清明时节，当疏肝健脾，可喝八宝粥，还可多食燕麦、荞麦、稻米、扁豆、薏仁、花生、黄豆、葵花子等种子类的食物，因为这类食物有健脾祛湿，推动气机之功。

起居与运动

清明节气在春分之后，此时白天渐长，夜晚渐短。夜短那就适当晚睡些，但仍要早起，积极参加户外活动，使身形舒展，神志清爽。

早起锻炼的原则：太阳充足时建议出门活动；不要过度运动，以周身松快，微微汗出为度，不必运动至大汗淋漓。

温阳脾阳

清明时节的气候特点是多雨阴湿，乍暖还寒。此时的饮食宜温，不宜寒凉。葱姜蒜等，皆有温运脾阳之功，清明时节可以适量地吃一点。

不知大家有没有感觉，虽然清明时节的天气很热，但是此时如果吃寒凉的食物，还是很容易生病。所以千万不要在此时吃寒凉的食物，以免伤了脾胃。

清明后，天气转暖阳气外浮。此时更当养阳，可晨起喝姜枣茶，提升一天之阳气，建议每日泡脚，以祛风寒，健体魄！

清明前后，外感多发，推荐以下推拿手法

春天到来后，人体是非常容易外感受凉的。家长一定要控制孩子的饮食，避免孩子运动后暴饮暴食，避免积食外感。

如果孩子因为外感而发热或是感冒，建议家长可以用以下两个穴位给孩子疏风散寒，温阳发汗。

按揉一窝风

位置：在孩子腕背横纹的中点处。

方法：用拇指或者中指按揉两只手各 3 分钟。

作用：散风寒，宣通表里，温中行气，止痹痛，止腹痛。如果孩子因沾染风寒而外感的感冒，按揉此处可发汗，使感冒更快好转。

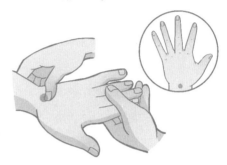

按揉一窝风

按揉外劳宫

位置：孩子手掌背部中央，与手心内劳宫相对的手背位置。即孩子的中指自然向内弯曲，触碰到手心的点的对面，也就是手背上的那个点，就是外劳宫了。

方法：用拇指或者中指按揉两只手各 1~3 分钟。

作用：温阳散寒，升阳举陷，发汗解表。

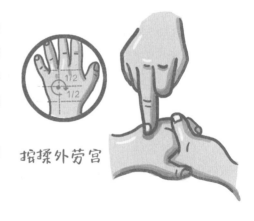

按揉外劳宫

如果孩子没有感冒，可以按温阳调肝保健的穴位。

🖐 按揉二马 🖐

位置：在孩子手背无名指及小指之间的掌指关节后凹陷处。

方法：用拇指或者中指按揉两只手各 1~3 分钟。

作用：滋阴补肾，培补元气，是一个双向调节的穴位。

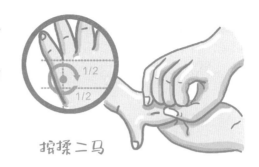

按揉二马

🖐 按揉足三里 🖐

位置：在孩子的外膝眼下三寸，胫骨旁开一寸，用孩子的手指量，四指并拢为三寸，即食指按在外膝眼上，小指所在的位置就是足三里。

方法：按揉，两条腿各 3 分钟。

作用：健脾和胃，促进运化。

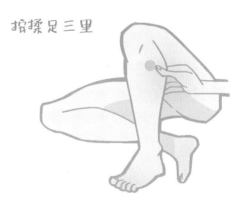

按揉足三里

🖐 搓涌泉 🖐

位置：在孩子脚底的上三分之一处，脚底板下面有一个很像人字的纹路，这个人字的交点处就是涌泉穴。

方法：按揉或者搓都可以，两只脚各 3 分钟。

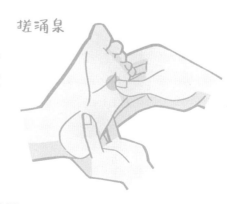

搓涌泉

作用：补肾固本，滋阴化燥，安神助眠。

清明可以喝一些甜甜的补品，推荐给大家一款孩子们喜爱的银耳羹。

银耳羹

材料：干银耳10克，鸡蛋1个，冰糖60克。

做法：将银耳放入盆内用温水浸泡约30分钟，待其发透后，摘去蒂头，择净杂质，将银耳掰成片状，倒入洁净的锅内，加水适量，置武火上烧沸后，改用文火继续炖熬至银耳熟烂汁稠，将冰糖放入火勺内，加水适量，置文火上溶化成汁；将鸡蛋打破去黄留取蛋清，兑入少许清水搅匀后，倒入火勺中搅拌，待烧沸后，打浮沫，再将糖汁倒入银耳锅中即成。

功效：养阴润肺，益胃生津。

谷雨
三招预防孩子内热外感、食欲不振

谷雨是春季的最后一个节气，意思是"雨生百谷"。

谷雨时节的天气最主要的特点就是多雨。谷雨前后，田中的秧苗初插、作物新种，最需要的就是雨水的滋润，所以有"春雨贵如油"的说法。

谷雨时节土地的湿气大了，我们人体脾胃就像土地一样，湿气也开始大了起来。

中医素有"脾不主四时，脾旺四季"的说法，意思就是每个季节结束的前15天，都由脾来负责节气的转换。谷雨是春夏的交接，且谷雨还在春季，此时肝气升发过度，也会克制脾土，容易生内热。有的孩子容易内热外感，或是食欲不振，大便稀溏；有的大人容易头疼、口腔溃疡、面部起痘或是出现水肿的情况。所以在谷雨到立夏的这段时间，健脾防湿，当为养生的第一要务。

谷雨养护的饮食起居

首先，我们来说说饮食。

如果我们要健脾祛湿，那么就需要多吃一些养脾的食物。脾喜甘，适当吃些甘味的食物，有助于养脾。比如山药、赤小豆、白扁豆等，都有养脾之功。

谷雨时节，饮食应该注意温中补虚，健脾祛湿。尤其那些高热量的、油腻的，如烧烤、海鲜、膨化食品等，尽量不要给孩子吃，以免增加脾胃的运化压力。而且，谷雨时节忌喝冷饮。民间有谚语说："谷雨夏未到，冷饮莫先行。"

到了谷雨节气，天气的确热了起来，有的人抑制不住对冷饮的热爱，就开始囤冰棍和饮料了。

但要注意，此时身体处于阳气升发的阶段，寒凉的食物会影响阳气的升发，也会增加脾的负担，再赶上湿气入侵，就容易腹泻、呕吐。

四季养生，切记春夏养阳，秋冬养阴，也就是说顺应自然。

接下来，再说说起居方面。

经过寒冬的闭藏，立春后阳气开始升发，至春分时节阳气升到地面，到清明、谷雨已经升浮到地面以上。

阳气升浮起来了，要顺应生机，就要积极地运动起来。跑步、散步，或到户外踏青等运动，不仅可以活动筋骨，还能呼吸新鲜空气，有助于顺应春气，扶助正气，升发阳气。

但需要注意的是，谷雨毕竟仍是春天，阳气处于"生"的状态，而不是"长"，因此，运动不可过度，要遵循"懒散形骸，勿大汗，以养脏气"的原则。

健脾防湿的推拿手法

🖑 清补脾 🖑

位置：在孩子大拇指的桡侧。

方法：指根到指尖来回推，两只手各操作3分钟。

作用：帮助孩子刺激脾胃运化，将那些代谢不掉的热量通过运化代谢出去。这个穴位平补平泻，无论是脾胃旺还是脾胃虚的孩子，都可以用来刺激脾胃的运化，加强运化能力。

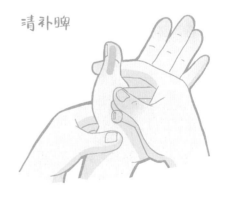

清补脾

🖐 清肝经 🖐

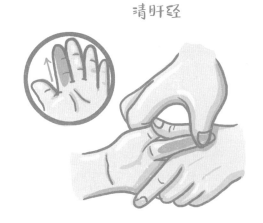

位置：肝经的位置在孩子的食指螺纹面，也就是手心这一面。

方法：从指根推向指尖，向外推，两只手各操作 3 分钟。

作用：帮助孩子泻肝火。

🖐 按揉足三里

位置：在孩子的外膝眼下三寸，用孩子的手指量，四指并拢为三寸，即食指按在外膝眼上，小指所在的位置就是足三里。

方法：按揉，两条腿各揉 3 分钟。

作用：健脾和胃，促进运化。

以上穴位，清肝健脾，以防木克脾土。家长可以在谷雨前后 3 天，为孩子操作。

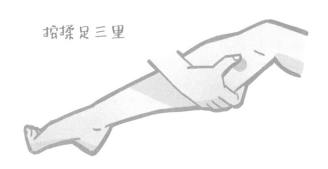

春季养肝当以菠菜、猪肝为首，可以给孩子做一碗养肝的猪肝菠菜汤。

猪肝菠菜汤

材料：鲜猪肝250克，菠菜200克，清汤、麻油、味精、精盐各适量。

做法：将猪肝、菠菜分别洗干净，猪肝切成均匀薄片，菠菜切成段，将清汤放入锅内烧开后，下入猪肝、菠菜，加入味精、精盐，待汤再开时，淋上少许麻油即成。

功效：补血、养肝、明目。

TIP 春季流感、鼻炎、生长痛等常见病的预防与治疗

春天，过敏孩子如何预防鼻炎

春天来了，天气晴暖。孩子们户外活动的时间越来越长了，但是却有很多孩子，白天玩完后，到晚上就开始流鼻涕，眼睛发红，烦躁不安，睡也睡不好。这些症状是由大家常说的春季过敏性鼻炎引起的。

春季过敏性鼻炎，又称花粉性鼻炎。任何年龄均可能发生，最高发的人群是青年人和孩子。

柏树、杨树、橡树、桦树、法国梧桐等植物的花粉、花絮、植物的孢子随着春风散落，基本上躲是躲不开的，而且空气中尘螨较多，所以对于不过敏的孩子来说，这是生机盎然的春天，但对于过敏的孩子来说，却是非常难熬的。

现在就来跟大家讲讲，怎么判断孩子是否患有春季过敏性鼻炎？该怎么帮孩子有效缓解不适？顺便再以中医和西医的角度，分别来聊聊，过敏体质到底是怎么一回事？最后，告诉大家怎么养护才能降低孩子们的过敏概率。

说说春季过敏性鼻炎的主要特点和症状

（1）很明显的一个特点就是季节性，在春季花粉期多发，往往过了这段时间就有所好转。

（2）孩子会鼻塞鼻痒，流清水样鼻涕，严重的还可能出现眼痒，结膜充血，甚至水肿。

很多人，对春季过敏性鼻炎的认识存在着误区，认为鼻炎发作后不用管，扛一段时间，等花期过了，自然就好了。虽然大部分患者的症状确实会随着花期结束而减轻，但不排除加重的情况。

患有春季过敏性鼻炎的人，免疫状态往往处于紊乱状态，所以当病情发作严重时，如果盲目硬扛，可能引发出鼻窦炎等相关的并发症，从而使得病情更加复杂。

因此，当春季过敏性鼻炎发作时，在尽量避免接触变应原的同时应该及时调理，不要硬抗。

如何通过小儿推拿缓解孩子过敏性鼻炎的症状呢？

开天门

位置：在孩子的眉心到上发际线这一条线上。

方法：两拇指指腹交替，单方向从眉心向上方推3分钟。

作用：可以帮助孩子开窍醒脑，疏风解表。

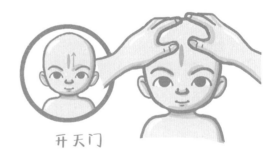

开天门

我们大人都有经验，一旦鼻塞鼻痒，头也会跟着晕晕的很难受，所以在孩子患有鼻炎的时候，我们可以给他们按摩这个穴位。

推坎宫

位置：在孩子的眉头到眉梢两点的连线处。

方法：单方向从里向外推 3
分钟。很像小时候做眼保健操时，
轮刮眼眶只刮上眼眶这个部分。

作用：它除了有明目的作用
之外，还可以提神醒脑，帮助孩
子缓解因为鼻塞而带来的不适感。

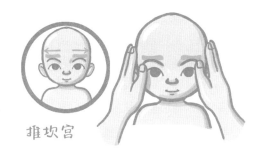

推坎宫

按揉迎香

位置：在孩子的鼻翼两侧，鼻
唇沟内。

方法：用手指按揉 3 分钟。

作用：缓解孩子鼻塞。

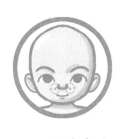
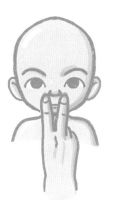

按揉迎香

如果孩子鼻子不通气，且有异
物不会擤鼻涕。从孩子鼻翼的上方
向下推，单方向地摩擦鼻翼，可以
有效地帮助孩子将异物排出，使得呼
吸顺畅。

以上是头面的一些缓解手法，家长如果有难受的情况也可以操作，十分有效。
肺开窍于鼻，鼻子的很多问题，都是因为肺气不宣导致的。所以如果想让孩子
更快地好转，宣肺气的手法也要做。工字搓背就有很好的宣肺气的功效。

工字搓背

位置：在孩子的背部，肩胛骨呈一直线，脊柱呈一条直线，尾骨呈一直线，

是一个工作的"工"字。

方法：沿两肺俞连线横搓，沿督脉上下搓，沿八髎穴横搓，掌根或小鱼际用力，搓热即可。推拿时，家长一定要蘸上一些按摩油，以免擦伤孩子的皮肤。

作用：宣肺气，健身体。

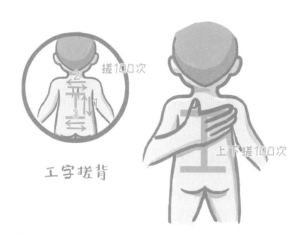

以上是通过推拿帮助孩子缓解不适的办法。家长还可以在家里准备一块小毛巾，在孩子难受的时候用毛巾蘸热水，拧干后给孩子热敷，这对于鼻塞能有很好的缓解作用。而且在晚上给孩子们泡泡脚，也能起到宣肺气、通鼻窍的作用。为了宣通阳气，可在泡脚水里加一些姜片，或用艾草煮泡脚水。但要注意的是，小孩子泡脚的水温不宜过高，不要超过 40℃。

讲完了过敏性鼻炎的缓解方法，我们再说说关于过敏的一些问题。

现在过敏体质的孩子越来越多，80% 患有过敏的孩子都会经历三个步骤：首先，是食物过敏或不耐受引起荨麻疹、湿疹，这一步多是在小婴儿时容易出现；其次，是过敏性鼻炎，多数发生在两三岁时，但也有孩子，在四五个月时就发作；最后，就是哮喘，往往会在 3 岁内首次发作。

经常有家长会说，现在生活条件好了，怎么反而孩子身体这么差，我们小时候什么都没有，每天到处跑，身体一个个棒着呢，也没啥过敏的毛病。

接下来，我分别从西医和中医的角度来分析一下，过敏性体质到底是怎么引发的。

跟大家分享几个信息：

（1）根据世界卫生组织的报告显示：发达国家的过敏人群数量大于发展中国家；城市的过敏人群数量大于农村。

（2）比利时根特大学（Ghent University）的研究人员在 2016 年 9 月 4 日出版的《科学》杂志上证实：从小在农场中与动物一起长大的孩子，发生过敏或哮喘的可能性明显更低，因为农场中的菌群比城市中的要多。

（3）美国医学科研人员的一项研究显示，在评估了 1200 多名新生儿从 1 个月到 2 岁的情况后，发现剖腹产婴儿对普通变应原的过敏概率是顺产婴儿的 5 倍。主要原因是剖腹产婴儿没有接触到母体阴道和肠道的菌群，无法建立起正常的菌群环境，免疫调节功能相对较弱。

通过不断研究和分析，西医专家认为：第一，如果父母有一方是过敏体质，那么孩子有过敏体质率就非常高。第二，现在的生活条件使得孩子的成长环境过度清洁，免疫力和正常菌群没有得到很好的建立，这也是过敏体质孩子增多的原因。

从中医的角度来分析，所谓过敏，即是阳虚。无论是大人还是孩子，体质弱就易过敏，平时就很爱生病，总是吃药。这种人群，是过敏的高发人群。所谓阳虚，就是阳气不足，卫气薄弱。阳虚患者的增多跟现代人的生活习惯有着密不可分的关系。

现在的孩子吃得好了，穿得好了，为什么会比原来的孩子阳气虚呢？我们来反观一下现在的生活习惯。

一是过去的夏天，热了我们就喝点凉白开，拿扇子扇一扇或是出去游个泳。现在孩子们的夏天都是怎么过的呢？待在空调房里，冰棍、冰激凌不离手，寒邪由外致里，堆积到体内。

二是生病了，过去都是扛扛就过去了。现在全家人的注意力都在孩子身上，孩子刚一感冒发烧，赶紧给吃药。很多退热或是止咳药都是寒凉的。孩子总是服用寒凉药物，也会使阳气越来越弱。

三是现在孩子的学业压力太大了，睡得晚，心思重。过去的孩子每天就是疯玩，晚上沾枕头就睡。现在的孩子学习学到很晚，电子产品使用频率高，既伤肝又伤脾，脾胃不好当然体质也不会好。

所以，无论从中医还是西医角度来看，现在孩子的过敏率居高不下，很可能是由于生活水平提高而孩子的身体抵抗力下降导致的。

因此，想让孩子的身体强壮，家长要做到以下几点：

第一，妈妈们在备孕时就要调理好自己的身体，给孩子一个健康的发育环境。

第二，当孩子出生后，不要使他们的生活环境过度的清洁，多带孩子到大自然中走一走，可以去玩玩泥巴玩玩土，在中医看来，接地气，也是健脾胃的很好方法。

第三，不要让孩子过多的贪凉，比如在空调房待着或是无度喝冷饮。

第四，要减少抗生素的滥用，不要自己经常给孩子吃抗生素。

日常我们可以通过推拿或食疗的方式，缓解孩子的不适，调动他们机体本该发挥的抵抗力。人体的免疫力也是逐步建立的。如果孩子一生病就给吃药，那么人体就容易依赖药物的作用，甚至产生耐药菌。

所以，希望家长们在日常生活中，利用推拿和食疗帮助孩子缓解不适、改善体质。

脾气大、睡不好，孩子肝火旺怎么办

春天时，很多家长突然会觉得，孩子比之前难带了。一言不合就发脾气，使劲哭，晚上睡不好，大便也十分干燥。

这是因为春主肝，且天气变暖，阳气升发，孩子们都是纯阳之体，火力自然就旺。在春天，肝火旺很容易出现，会引一系列的症状。此时家长可别误会孩子。孩子爱发脾气不听话，也许并不是他们的本意，确确实实是因为肝火旺盛难以自制导致的。如果这时候家长还要对孩子的行为加以责备，会给孩子身心带来很大的负担。

有的家长问，那是不是过了春天就好了呢？虽然说过了春天孩子肝火旺的情况会有自然的好转和缓解。但是，如果春天不通过饮食养护和推拿对孩子的病加以干预，孩子很可能从开始的肝火旺、脾气大，恶化成爱眨眼或是抽动症。在临床中我们总结，很多爱眨眼、专注力差、多动的孩子属于肝火旺的体质。

还有的家长说，我家孩子不光春天，一年四季脾气都大，肝火旺，该怎么办呢？

接下来就给家长们系统地讲一讲，为什么现在的孩子都肝火旺？在生活中如果提早发现，如何通过推拿手法来帮助孩子疏肝理气？在春季，该如何进行日常养护，又有哪些食疗可以缓解孩子上火呢？

首先得分析一下，为什么现在的孩子都肝火旺。

第一，吃得太好了。吃的东西不是大肠小肠脾胃的事儿吗？怎么跟肝也有关系？我们一直强调，五脏六腑都是相互关联的，相生相克，互相影响。大家都知道肝脏的功能是用来排毒的，肝脏是人体消化系统的过滤器，我们平时吃的很多油炸的、高热量的食物，及奶油蛋糕这些深加工的肥甘厚腻的食物，都含有难以消化的物质。孩子的消化功能并不健全，所以很难将其代谢掉。

第二，过度宠爱。现在生活条件好了，我们都想尽可能给孩子们最好的，他们提的要求我们更是尽全力满足。这些孩子从小就没有受到过任何挫折和打击，他们想要的东西都能被及时满足，他们稍微遇到一点儿不顺心就会爆发出来。他们的心理承受能力很低，爱发脾气，而越发脾气，肝火越旺。

第三，压力大和睡太晚。现在的孩子压力大。未上幼儿园时上早教班，上幼儿园后，就开始报英语班、逻辑班等兴趣班，到了小学、初中压力更大。16岁以前是孩子生长发育的时期，他们却过早地承受了压力。重压之下，孩子们不仅会肝气郁结，性格压抑，还会肝郁化火，进一步损伤气机，导致身体素质下降。运动是非常好的疏肝降火的方法，但是很多孩子根本没有外出运动的机会。

现在的人生活节奏快，工作繁忙。很多孩子从小就随父母的作息，睡得很晚。大家都知道凌晨1—3点是肝主时，如果孩子在这时候无法进入深度睡眠，就没办法正常发挥肝脏疏泄和藏血的功能。晚睡的孩子，第二天更容易哭闹不止、烦躁不安。

以上三点，就是现在孩子们普遍肝火旺的主要原因。讲完了原因，再来说一说，家长如何通过一些表征来提前发现孩子肝火旺。

以下几个症状家长们可以注意一下：

看嘴唇：如果孩子的嘴唇发深红色，甚至有的孩子嘴角有白渣，或是起皮，这时候家长就要注意了，孩子体内津液不足，很可能要上火了。

看舌头：如果孩子的舌边尖红，觉得嘴巴发苦，也说明孩子有肝火了。这时的孩子，通常有口渴饮水，小便色黄的表现，家长们也要注意。

看眼睛：肝火旺的孩子眼睛会有眼屎或是发红，甚至孩子很爱挤眼睛。如果孩子眼睛周边分泌物增多，家长们一定要重视。

手脚心：家长可以在孩子睡着的时候，摸一摸他们的小手和小脚。如果孩子的手和脚是凉凉的或温温的就没事，如果是干热干热的，晚上还出汗磨牙，那就是体内有火了。

　　看二便：如果孩子大便干燥小便赤黄，也是上火了。

　　除了以上一些细节，还有常提到的脾气大，晚上翻来覆去睡不好，踢被子，这些都是孩子体内肝火旺的表现。

　　如何通过小儿推拿的方法来帮助孩子调理肝火？我给家长们推荐以下几个滋阴清热，疏肝理气的穴位，这样您就可以帮孩子降肝火了。

清肝经

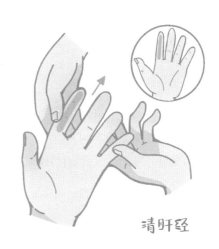

清肝经

　　位置：在孩子的食指螺纹面，也就是手心这一面。

　　方法：从指根推向指尖，向外推，两只手各操作3分钟。

　　作用：平肝泻火。

按揉小天心

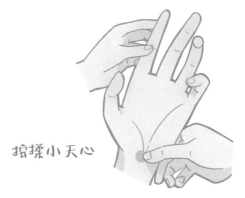

按揉小天心

　　位置：在孩子手掌大小鱼际的相接处。家长可以自己伸手找一下，在手腕与手掌连接处的中点，有一个小坑，那里就是小天心的位置了。

　　方法：两只手各按揉3分钟。

　　作用：安神定惊，泻火除烦，祛火。

🖐 清补脾 🖐

位置：在孩子大拇指的桡侧。

方法：指根到指尖来回推，两只手各操作 3 分钟。

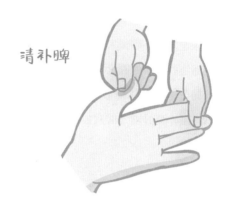

作用：刺激脾胃运化。将那些代谢不掉的热量通过运化代谢出去。这个穴位平补平泻，无论是脾胃旺还是脾胃虚的孩子，都可以用来刺激脾胃的运化，加强运化能力。

🖐 取天河水 🖐

位置：在孩子的小臂正中，腕横纹到肘横纹的一条直线。

方法：从肘横纹向腕横纹推，向下推，两只手各操作 3 分钟。

作用：滋阴清火。

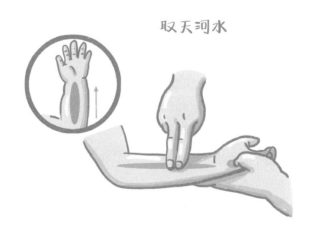

👐 搓涌泉 👐

位置：在孩子脚底的上三分之
一处，脚底板下面有一个很像人字
的纹路，这个人字的交点处就是涌
泉穴。

方法：家长可以给孩子按揉，
或是搓一搓，两只脚各操作3分钟。

作用：滋阴清热，安神助眠。

涌泉穴又被称为人体的第二心
脏。人的足底有很多的反射区，经常
给孩子按摩，可以很好地起到引热下行的功效。

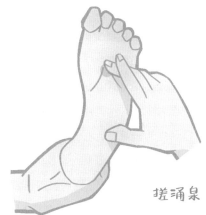

搓涌泉

👐 顺摩腹 👐

位置：孩子肚脐周围。

方法：顺时针按摩孩子的肚子。
建议家长可以在孩子睡之前，给他
们轻柔而有渗透力的按摩，按摩
5~10分钟。

作用：这个穴位可以帮助孩子
的肠道蠕动，更好地运化体内的该
代谢或排出的物质。

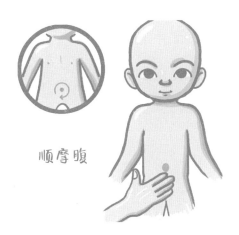

顺摩腹

以上就是春季调理肝火的一组手法，在操作过程中，家长们需要注意以下
两点：

（1）孩子饭前后40分钟内不要操作。

（2）在操作时家长们要剪干净手指甲，做好手部清洁，沾上一些按摩油或温水等，以免划伤孩子娇嫩的皮肤。

说完了小儿推拿调理肝火的手法，那么，在日常养护中应该注意什么呢？春季可以通过哪些食疗来缓解孩子上火呢？

首先，在日常养护中，孩子的饮食要清淡，不能总是高热量、肥甘厚味的东西吃太多。其次，建议家长给孩子报一些运动类的课程，或者是周末多带孩子们到户外去玩玩，心情舒畅了肝火自然就降下来了。最后，就是睡眠。无论孩子的学业压力有多大，家长们一定要保证孩子的睡眠。晚上 11 点前一定要让孩子进入睡眠模式，否则肝脏得不到排毒和休息，第二天就会脾气不好，上火。

春天，更要注意及时给孩子补充水分，要勤喝水。想要更好地起到清热的效果，可以煮一些麦冬水给孩子喝。

麦冬是个口感略甜、性味寒的中草药，主要是滋阴的作用比较强，治口干的效果好。它具有养阴润肺、益胃生津、清心除烦的作用，并且有一定的通便效果，能很好地缓解春季嗓子疼、口渴、心烦、失眠、便秘虚火上浮的症状。

用麦冬煮水时可以加入一些冰糖，也可不加冰糖，直接让孩子当水喝。

如何面对可怕的春季流感

春天是感冒的多发季节，气温变化大，而且不稳定，这个时候细菌病毒也更容易繁殖和传播。我们今天就来给大家讲一讲：流感与感冒的区别；流感致死的原因；该如何判断得了流感；普通感冒和流感该如何对症处理；如何有效预防。希望大家看完后，对孩子的感冒和流感季，就不会再担心害怕了。

普通感冒和流感如何快速区分？

如果将感冒和流感比作两兄弟，那么流感的脾气就比较暴躁，普通感冒的脾气就比较温和。如果只是普通感冒，症状就是轻微的头疼、鼻塞、流鼻涕、咳嗽，体温不会马上升高，只会在37℃~38℃之间，轻者可以多喝水，多休息就能自愈，严重的吃点儿药就会好了！

如果是流感呢？一旦患了流感，就会全身酸痛、唇干、呼吸困难、胸闷，而且体温可以一下飙升到39℃~40℃。其实在孩子生病的时候，我们主要关注的是他们的精神状态，看他们是不是还活蹦乱跳。如果孩子只是普通的感冒，那么精神状态应该是没问题的。但如果是流感，孩子就会很难受，打蔫儿。这个时候家长们就要注意了，要赶紧带孩子去医院做检查。

如果孩子的体温超过38.5℃，且有以上流感的症状，医生一定会让孩子验血常规，以及做鼻咽拭子的检测。鼻咽拭子这个就不多说了，它就是快速查出孩子是否得了流感的一个重要指标。那么血常规该怎么看呢？化验血常规，是为了知道感冒、咳嗽、发烧这些症状，是否由感染病毒或者细菌所导致。

给大家一个简便的判断方法，那就是看血常规中的C反应蛋白。C反应蛋白简称CRP，它是由肝脏合成的一种"反应比较快的"蛋白。一旦身体发生炎症或组织损伤，就会快速地生成这种蛋白。如果孩子发烧了，且C反应蛋白高，很可能就是细菌感染。如果孩子发烧，且CRP不变，那可能是病毒感染。如果是细菌感染，就要遵医嘱，吃抗生素。如果是病毒感染，那可以使用抗病毒药物。

如果孩子通过验血和鼻咽拭子的检测，查出是流感，那家长就要注意，遵医嘱，让孩子服用相应药物，并做好隔离。

听起来流感的处理方法好像很简单，那为什么还会死人呢？其实，流感致命的最根本原因，就是人们对它的错误认识，也就是轻敌。我们总觉得小小感冒没啥大不了，尤其是一些青壮年，总觉得抗一抗就过去了。可是殊不知，人体的免疫力一旦打开缺口，病毒就会肆意复制，最终后果不堪设想。所以，如果你有全身酸痛、发高烧、口干、呼吸困难等症状，一定要及时上医院查清楚原因。

孩子在春天得了感冒，如何通过小儿推拿的手法缓解不适？

有一个小妙招先告诉大家，就是热敷大椎穴。大椎穴的位置就在孩子脖子后面最高的一块骨头（第七颈椎）下面的凹陷中，我们可以按揉，也可以热敷，或是用吹风机吹，它可以帮助孩子疏风散寒、解表。

✋ 开天门 ✋

位置：在孩子的眉心到上发际线这一条直线上。

方法：两拇指指腹交替，从下向上推1分钟。

作用：帮助孩子缓解不适，起到

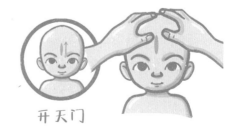

开天门

疏风解表的作用。

🤚 按揉太阳穴 🤚

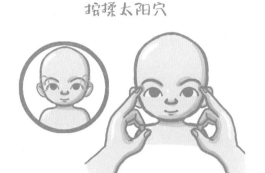

按揉太阳穴

位置：在孩子眉梢，以及眼尾延长线的交点处。

方法：按揉 3~5 分钟。

作用：缓解感冒引起头昏脑涨的不适感。

🤚 按揉迎香 🤚

位置：在孩子的鼻翼两侧，鼻唇沟内。

方法：用手给孩子按揉 1~3 分钟，家长也可以用热毛巾热敷一下孩子的鼻子，缓解他们的不适。

作用：缓解感冒鼻塞的症状。

以上这四个头面部的穴位，家长们在感冒的时候也可以自行操作，效果都非常好。

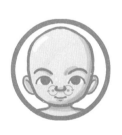
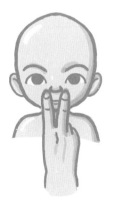

按揉迎香

🤚 平肝清肺 🤚

位置：在孩子掌面食指和无名指的指尖到指根处。肝经在孩子的食指螺纹面，肺经在孩子的无名指螺纹面。

方法：从指根到指尖向外轻推，两只手各操作 3 分钟。孩子的手小，可以两个穴位一起操作。

作用：平肝火，清肺经。缓解春季感冒的虚火上浮和肺部咳嗽的症状。

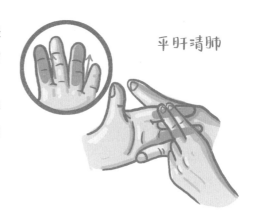

平肝清肺

🖐 按揉一窝风 🖐

位置：在孩子手背与手腕连接线的中点处，也就是手背掌横纹中央的凹陷中。

方法：两只手各按揉 3 分钟。

作用：帮助孩子祛风散寒并起到解表的作用。如果孩子是因为沾染风寒而外感的感冒，按揉此处能起到发汗的作用，使感冒更快好转。

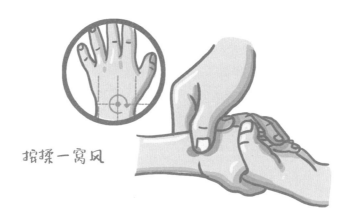

按揉一窝风

上文讲完了普通感冒和流感的应对方法。接下来我们来探讨在春天，普通感冒和流感该如何有效预防的问题。

先来说说普通感冒，风为百病之长，在春天孩子十分容易因外感风寒而感冒。此时，建议家长们不要过早地给孩子减掉衣物，最好早上给孩子喝点姜丝粥、柠檬姜汁蜂蜜茶，或是红枣姜丝茶这种升阳的饮品，帮助孩子升发阳气，预防感冒。

接下来再说说流感。孩子、老人、抵抗力弱的上班族，都是流感的多发人群。很多人说是不是喝板蓝根、柠檬水或在房间里泼醋，就可以预防流感了呢？其实不然，最好的预防流感的办法就是与病原做好隔离，并及时打疫苗。每年幼儿园都有接种疫苗的通知，家长们一定要及时，给孩子打流感疫苗。除了打疫苗，最好的方法就是提升我们的身体素质，提升抵抗力。身体好了，病毒和细菌进入身体发病的机会自然就少了。

既往研究发现部分患流感的病人就算不说话，不打喷嚏，不咳嗽，光是呼吸，周围的空气都会有病毒出现，这就是所谓的气溶胶传播。所以如果病人已经确诊患有流感，就需要自觉地做好自我隔离。

在流感多发的季节，不建议孩子去人多且封闭的环境。比如那种带有水产区的超市，有的小朋友特别喜欢在那儿看鱼，殊不知那里的病毒细菌最多。

在春季，建议大家还是带孩子在阳光好的时候，去户外踏踏青，呼吸一下新鲜空气。

春季，孩子出现生长痛怎么办

春天是孩子们长高的好季节。有的孩子常常在晚上睡觉时，因为腿部疼痛而醒，这种疼痛就是生长痛了。以下，就和大家说说困扰很多家长的难题——生长痛。

生长痛是什么？

生长痛是指3—12岁的小孩的膝关节周围或小腿前侧疼痛，且这些部位没有任何外伤史，活动也正常，局部组织无红肿、压痛。

有的孩子还会表现出腹痛，痉挛性的疼痛的症状，这其实也是生长痛的一种表现。

生长疼痛有的是间接性的，有的是短暂性的。这种疼痛既不是疾病造成的，也不是外伤引起的。

家长们一定要注意的是，如果孩子疼痛程度很高，且是持续性的，并伴有胸骨、胳膊疼痛，或是反复发热，消瘦等症状，还是要立即就医。

为什么多发于晚上？

这种疼痛几乎都在晚上发生。白天由于小孩的活动量比较大，即使感到不舒服，也可能因为专注于其他事物而不易察觉。

夜间身心放松，疼痛的症状就会使孩子感觉不适，甚至难以忍受。

生长痛就是在长个儿吗？

生长痛和长个儿没有太多的必然联系。即便孩子出现生长痛，也不一定会长个儿。孩子出现生长痛可能有以下几个因素：

（1）白天骨骼肌肉过度活动。部分孩子骨骼强度弱，白天过度活动，就可能引起夜间的疼痛发生。

（2）部分孩子的痛觉比较敏感。因为痛觉的阈值较低，这些孩子往往伴随着肚子疼、头疼等症状。

（3）扁平足、不宁腿综合征等情况。有研究认为，有这两种情况的孩子，更容易出现生长痛的问题。

是不是补钙就可以了？

生长痛是小儿生长发育时期特有的一种生理现象，随着生长发育的成熟完全能够自愈，预后良好。

生长痛一般不需要治疗。有的家长说我已经给孩子吃了维生素 B 和钙片了，为什么缓解生长痛的效果不明显呢？

其实单纯的补剂如果不吸收，也达不到好的效果。我们可以多给孩子喝些牛奶，吃鸡蛋、菠菜等补铁补钙的食物，靠食物来调理。

按摩和热敷，缓解生长痛

当孩子生长痛发作时，家长可以通过局部按摩和热敷相配合的方式来缓解孩子的疼痛。按摩可以舒筋通络，活血止痛，按摩后再在疼痛处局部热敷，能改善局部气血，缓解肌肉紧张，有效缓解疼痛。按摩时可帮助孩子顺时针按摩膝盖，还可以用以下推拿手法帮助孩子缓解生长痛。

🖐 按揉足三里 🖐

位置：外膝眼下三寸，胫骨
旁开一寸，用孩子的手指量，第
四根手指的位置。

方法：按揉，两条腿各揉3
分钟。

作用：健脾和胃。

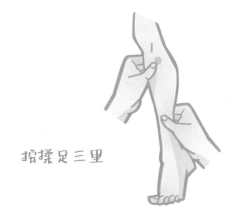

按揉足三里

🖐 补肾 🖐

位置：小指螺纹面。

方法：指尖到指根向内推3~5分钟。

作用：补肾，主骨，生髓。

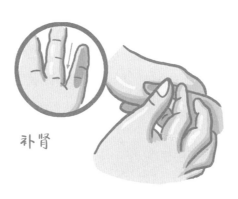

补肾

另外，如果孩子出现了生长痛，应注意适当休息，每天睡前可用热水泡脚
和小腿。

2

夏季篇

夏季养护孩子的二三件事

　　夏，是"大"的意思。立夏是指春天播种的植物已经长大长壮了。同时，夏季也是孩子们长个儿的季节。因此，夏季是身心健壮的关键一季。

　　《黄帝内经》有言："夏三月，此谓蕃秀。天地气交，万物华实。夜卧早起，无厌于日。使志无怒，使华英成秀。"简单来说就是：夏三月属于一年之中最为炎热的时节，此时天阳下济，地气上腾，天地之气相交，是万物繁荣生长的季节。人禀天地之气机，亦要保持情志愉快，像万类生命一样，使阳气向外升浮，使体内阳气宣泄，这样便能与天地的"夏长"之气相适应。

夏应于心，夏当养心。夏季在五行中属火，对应的五脏为"心"。中医讲，心主血脉，心主神明。这个"心"不但指心脏，也包括全身的血脉，还包括整个神经系统和心理精神因素。夏季就是要养"心"。心气和畅，则人身的血脉和神明都处于平衡状态，自然健康。

夏日由心主时，心之气血不足时会出现心慌、乏力、精神不振、失眠等不适。养心要注意：其一，少操劳、少思虑、勿过汗、睡好觉；其二，保持情志舒畅；其三，夏季湿热熏蒸，人处其间，易出现困倦，当重视健脾化湿；其四，饮食清淡些，少吃油腻黏滑之物，以免增湿伤脾。

因此，在夏季，尽量让孩子们做到以下几点：

🜄 夏季午睡

夏季天阳最旺。夏季的中午，是阳中之阳，人的阳气容易过度升浮。因此，夏季要适当午睡。午睡不但能养心，更能平衡阴阳，使人下午精神不减。

🜄 夏季防暑

要避免孩子在正午仍在外面玩耍的现象，否则孩子很容易因出汗过多、津液流失而中暑。因为孩子们本身的代谢就比较旺盛，再加上太阳的蒸烤，就会更加爱出汗。津液耗散过多，容易引起昏厥中暑等，所以家长们一定要注意。

🜄 清解暑热

建议给孩子们煮一些荷叶水，或是炖一些荷叶鸡汤。荷叶具有清暑消食、生津止渴、止血的功效。孩子们在夏天喝，再合适不过。

💧 夏日预防风寒

夏季炎热，若暑热外蒸，汗液大泄，毛孔开放，身体尤其是关节部位最易受风寒湿邪侵袭，而贪凉会伤害体内的阳气，容易造成关节和肠胃方面的疾病。

尤其是孩子们，在夏天，一定不要贪食凉的东西，如冰镇西瓜、冰棍等，晚上睡觉时尽量不要开空调。

💧 夏季吃姜

夏季阳气外浮，中阳易虚。若再贪凉饮冷，更会损伤脾胃阳气。夏季应该多吃姜，因为姜性温热，有散寒祛暑、温胃健脾之功。民间有谚语说"夏天一日三片姜，不劳医生开药方""冬吃萝卜夏吃姜，不劳医生开药方"，都是这个意思。

每天早上给孩子们煮一些姜丝红枣水，是非常提升阳气的方法。

💧 挂艾祛虫

端午节在农历的五月，五月常被称为毒月，此时天气炎热，蚊虫苍蝇滋生，百毒齐出，影响居家健康。怎么办？古人有端午节在门上挂一把艾叶或石菖蒲的习俗。石菖蒲和艾叶都是常见中草药，都具有芳香开窍，逐痰去浊之功。

古人认为，在门上悬挂石菖蒲或艾叶有助于祛除家里的各种毒虫，以避邪驱瘴。

立夏

立夏时节，养"心"应宜清宜静

《月令七十二候集解》有云：夏，假也，物至此时皆假大也。假，即"大"。意思是：进入立夏时节，春天播种的植物已经直立长大了。

在春生、夏长、秋收、冬藏的四部曲中，春天是升发的时候，要慢慢地培养起升发之气。到了夏天，这种升发之气就变成热烈的生长状态。所以，夏天要养长。

立夏，则标志着万物都进入了一年中最辉煌的时期。我国古来就很重视立夏节气。据记载，周朝时，到了立夏这天，帝王要亲率文武百官到郊外"迎夏"，并指令司徒等官去各地勉励农民抓紧耕作。

在春夏之交要顺应天气的变化，重点关注心脏，因为在四季中，夏天属火，火气通于心。夏季天气变热，出汗量加大。心主血液，又有"汗为心之液"一说，故需要养心。万物生长靠太阳，夏季阳气最为旺盛，因此，夏季养生，宜清宜静。

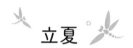

节气保健推拿手法

♨ 清肝经 ♨

位置：在孩子的食指螺纹面，也就是手心这一面。

方法：从指根推向指尖，向外推，两只手各操作3分钟。

作用：平肝泻火，解郁除烦。

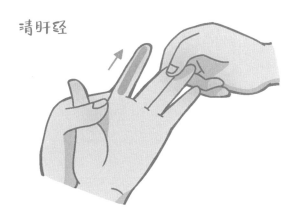

👋 清天河水 👋

位置：在孩子小臂上方，掌侧腕横纹中点到肘横纹中点的连线。

方法：单方向向上推，用食中二指并拢由腕横纹推向肘横纹，一般推 3 分钟，左右手均可以操作。

作用：清热解表，泻火除烦。

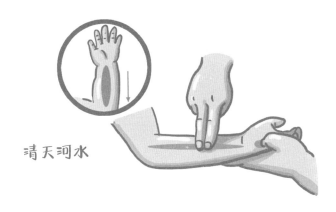

🖐 清补脾 🖐

位置：在孩子大拇指的桡侧。

方法：指根到指尖来回推，两只手各操作3分钟。

作用：帮助孩子刺激脾胃运化。将那些代谢不掉的热量通过运化代谢出去。这个穴位平补平泻，无论是脾胃旺还是脾胃虚的孩子，都可以用来刺激脾胃的运化，加强运化能力。

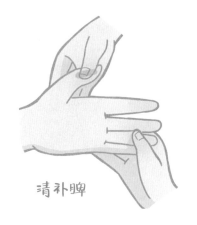

清补脾

🖐 按揉小天心 🖐

位置：在孩子手掌大小鱼际的相接处。家长可以自己伸手找一下，就在手腕与手掌连接处的中点，有一个小坑，那里就是小天心的位置了。

方法：两只手各按揉3分钟。

作用：安神定惊，泻火除烦，清热祛火。

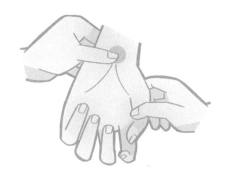

按揉小天心

🖐 顺摩腹 🖐

位置：孩子肚脐周围。

方法：用手掌或四指指腹按照顺时针方向按摩 3~5 分钟即可。

作用：健脾助运，助胃消化。

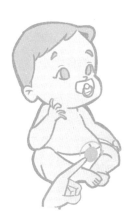

 按揉足三里

位置：在孩子外膝眼下三寸，用孩子的手指量，四指并拢为三寸，即食指按在外膝眼上，小指所在的位置就是足三里。

方法：两条腿各按揉 3 分钟。

作用：健脾和胃，升发胃气，燥化脾湿。

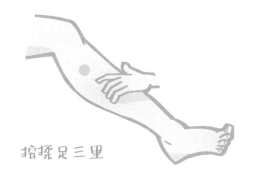

夏季养生二三事

闭目：是一种简单有效的养神方法，可以让暑气渐消，焦躁的心得到平复，保持冷静的头脑，平和的情绪，进而达到养精蓄锐、振奋精神之用。

午间小憩：夏季昼长夜短，适量的午休可以有效缓解身心疲劳，这也是一种非常好的养生方法。

温和运动：运动量不宜过大，也不能过于剧烈，避免大量出汗。

不要生气：夏季是人体阳气最为旺盛之时，再加上本身高温天气的作用，人的心情容易烦躁，因此，夏天要特别注意心态的平和。

远离冷饮：冷饮会消耗人体内部的阳气，所以尽量让孩子远离冰激凌。

再给大家推荐个适合立夏的食疗方：

> **TIP**
> ### 核桃壳煮鸡蛋
>
> 做法：核桃皮和分心木加水烧开，放入带壳鸡蛋、酱油、盐，鸡蛋熟了后将鸡蛋壳敲碎，小火熬半个小时。吃鸡蛋。
>
> 功效：健脾，固肾，补气。

核桃壳和核桃肉中的分心木有补肾气和安神的作用。鸡蛋皮上很多我们看不见的小孔。鸡蛋和核桃皮、分心木一起煮，能把分心木的营养全部吸收进鸡蛋！用核桃壳和分心木卤好的鸡蛋里汇集了核桃和鸡蛋的精华。

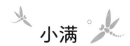

小满

越热越要养阳气，不要让孩子过食冷食

小满，是夏季的第二个节气，太阳达黄经60度，于每年公历5月20—22日交节。为什么称为"小满"呢？小满就是万物还没有完全成熟的意思。那么，此时我们应该注意哪些呢？

气候变化和注意事项：

勿贪凉。小满节气，各地雨水增多，天气也逐渐炎热起来。很多人习惯在此时用冷食消暑降温，却不知夏天虽然天气炎热，却是外热而内寒。

越是热，就越要注意养阳气，不要过食冷食伤了脾胃。尤其是小孩子，过于贪冷食，很容易引起腹泻腹痛。

注意利湿。小满节气后，雨水增多。此时孩子容易出现湿疹、荨麻疹、腹泻等湿气入侵的症状。此时，可以通过饮食来帮助孩子利湿，比如多吃一些赤小豆、绿豆、冬瓜、丝瓜、西红柿、玉米等食物，尽量少吃肥甘厚腻的食物。大人也一样，尽量远离冰啤酒、夜宵撸串等，因为它们都是湿气堆积的源头！

需养心。夏应火，火应心。因此，夏季天气热了，我们应该养心。最养心的方法，就是在中午休息，睡个午觉。

很多小朋友对于睡午觉十分抗拒。家长可以让他们早点起。孩子玩了一上午，中午自然入睡得很快。成人也应如此，无论在家还是上班，午饭后都应休息一下。

小满前后的一周，家长可以在家给孩子做以下健脾祛湿的推拿。家长们也可以常按揉足三里、顺摩腹，加速脾胃运化，消除湿气。

小满时节，常持续阴雨，再加上非常闷热，很容易导致人体湿气加重。

湿气重的孩子胃肠道消化功能下降，胃的通降功能下降，就容易食滞肠胃形成便秘。当湿热之气积蓄体内，宿便产生的毒素长时间滞留，气血阻滞，就容易出现腹泻。

湿气重的孩子大便积蓄在体内，往往比较黏稠，所以给人感觉很难擦干净，而且不容易被冲干净。正常的大便是金黄色香蕉形的，但体内有湿气的孩子，大便显得细软不成形。所以，小满节气祛湿健脾真的非常重要。

祛湿我们选用按揉二马和清天河水这两种推拿手法。清天河水，可以想象成，把水湿推上天，再拿（二马穴）小太阳照一照。

✋ 清天河水 ✋

位置：孩子小臂上方，掌侧腕横纹中点到肘横纹中点的连线。

方法：单方向向上推，用食中二指并拢由腕横纹推向肘横纹，一般推3分钟，左右手均可以操作。

作用：辛温解表，泻火除烦。

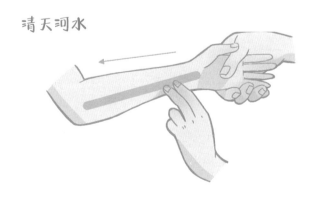

清天河水

❤ 按揉二马 ❤

位置：在孩子手背无名指及小指之间的掌指关节后的凹陷处。

方法：二马穴是一个双向调节的穴位，可以用拇指或者中指按揉两只手各 1~3 分钟。

作用：滋阴补肾，培补元气。

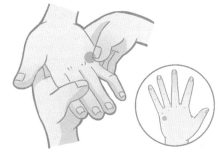

按揉二马

我们通过按揉足三里和按揉中脘这两种推拿方法进行健脾。足三里大家一定不陌生了，而中脘穴也有很好的和胃健脾、降逆利水的功效。

❤ 按揉足三里 ❤

位置：在孩子的外膝眼下三寸，用孩子的手指量，四指并拢为三寸，即食指按在外膝眼上，小指所在的位置就是足三里。

方法：按揉，两条腿各 3 分钟。

作用：健脾和胃、促进运化，燥化脾湿，升发胃气，健脾和胃要穴，也是小儿保健要穴。

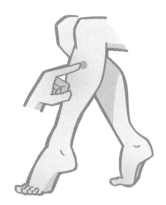

按揉足三里

❤ 按揉中脘 ❤

位置：在孩子的上腹部，前正中线肚脐直上四寸处，也就是孩子胸骨下端和肚脐连接线中点处。

　　方法：用拇指或中指按揉3分钟。

　　作用：和胃降逆，健脾助消化。

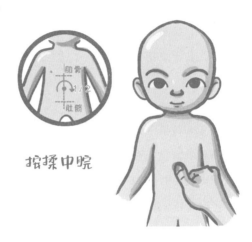

按揉中脘

　　一般到了小满时节，孩子们很容易腹部胀满吃不下东西，推荐给家长们一款开胃清热解暑的食疗方：

马蹄藕羹

　　材料：250克的马蹄，150克的莲藕。

　　做法：将两者分别洗净刮皮，再切成小块。然后将它们放入锅中，加入清水用小火炖煮20分钟。之后加入冰糖继续炖煮10分钟，最后等时间到了就可以起锅了。

　　功效：具有健脾开胃的效果。夏季因为天热食欲不振的孩子，可以吃一些。

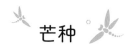

芒种

勿让热邪毒气侵入孩子体内的三点

芒种，又名"忙种"，是二十四节气之第九个节气，夏季的第三个节气，干支历午月的起始。斗指丙，太阳黄经达 75 度，于每年公历 6 月 5—7 日交节。

这个时节气温显著升高、雨量充沛、空气湿度大，适宜晚稻等谷类作物种植。民间自有，"芒种不种，再种无用"的说法。

芒种节气，对应十二消息卦的乾卦。乾卦卦象为六阳，意味着芒种节气是一年中天地之间阳气最旺盛的一天。

中医里把大热的东西称为毒，比如砒霜有剧毒，即因其大热；辣椒有小毒，因其小热。

古人把芒种这个月称为毒月，亦因此时阳气最旺，热多则属毒。这个时候毒虫尽出，因此古时有喝黄酒、挂艾草、洗艾澡、挂香囊等习俗。

对于人体来说，阳气内旺，则热邪毒气不能侵袭。故芒种养生，重在抚阳健脾。

宣通阳气——这时是人体阳气最外泄的时刻，此时若身体阳气宣透不畅，郁滞皮下，就会表现为湿疹，或是大便不畅，满面油光。可以用艾草饼煮水洗澡或泡脚，有助于周身舒畅轻松。

祛湿健脾——阳气外泄，毛孔张开。此时我们的中焦能量虚空，如果这时贪凉，会对我们的脾胃造成致命伤害。此时，饮食要清淡，少吃肉，避免给脾胃造成太大的负担。

注意卫生——此时病毒细菌滋生，小朋友们一定要注意卫生，勤洗手。

祛湿健脾的推拿手法

❤ 清补脾 ❤

位置：在孩子大拇指的桡侧。

方法：指根到指尖来回推，两只手各操作 3 分钟。

作用：帮助孩子刺激脾胃运化。将那些代谢不掉的热量通过运化代谢出去。这个穴位平补平泻，无论是脾胃旺还是脾胃虚的孩子，都可以用来刺激脾胃的运化，加强运化能力。

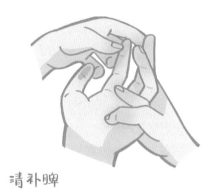

清补脾

❤ 按揉二马 ❤

位置：在孩子手背无名指及小指之间的掌指关节后的凹陷处。

方法：二马是一个双向调节的穴位，用拇指或者中指按揉两只手各 1~3 分钟。

作用：滋阴补肾，培补元气。

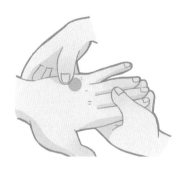

按揉二马

🖐 清天河水 🖐

位置：孩子小臂上方，掌侧腕横纹中点到肘横纹中点的连线。

方法：用食中二指并拢由腕横纹推向肘横纹，一般推3分钟，左右手均可以操作。

作用：辛温解表，泻火除烦。

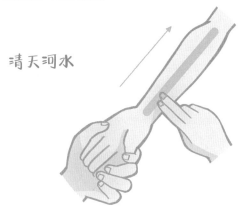

🖐 按揉足三里 🖐

位置：在孩子的外膝眼下三寸，用孩子的手指量，四指并拢为三寸，即食指按在外膝眼上，小指所在的位置就是足三里。

方法：用拇指按揉，两条腿各3分钟。

作用：健脾和胃、促进运化，燥化脾湿，升发胃气。

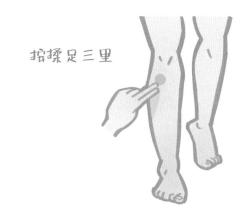

建议家长们在芒种期间为孩子推拿以上穴位，另外，家长们自己也可艾灸中脘、足三里来健脾祛湿。

芒种时节，天气炎热，饮食应该清淡，可以适当吃一些苦食，养心清热。宜多食粳米、红米、红豆、绿豆、蚕豆、小麦、大麦、粟米、薏苡仁、扁豆等甘平淡补之物，以及当季菜蔬、水果和莲子、百合等养心之物。

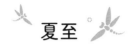

夏至
孩子厌食、湿疹、腹泻，怎样调理

夏至节气，一般在公历的 6 月 21 日或 6 月 22 日交节。专家称，夏至是太阳的转折点，当天光照最长，这天过后白昼将会逐日减短。

夏至也为天地之间阳极转阴之时。人体的健康亦与天地气机密切相关，顺应自然去养护，才能起到事半功倍的效果。

因此，夏至养生，意义重大。这时，一些孩子可能会出现厌食、湿疹、腹泻等症状，该如何调理呢？

厌食无力

夏至过后，即将进入最炎热的长夏，也就是三伏天，此时多地会出现高温天气、暴雨或梅雨，湿气加大。很多人会出现厌食、困倦、周身疲惫等症状。

建议可以吃一些酸性食物，如凉菜加点醋和蒜泥，既开胃，又能杀菌。

湿疹

夏至时，很多孩子的身上开始起湿疹，大人的手上也开始起小水疱脱皮。中医有句话讲"见皮不治皮"，其实这些情况，都是阳气不宣通，湿邪淤滞的表现。

要宣通阳气，即可好转，用艾草煎水泡澡或泡脚，使周身轻松，微微发汗，排湿解毒。

腹泻

原因一：夏季天气炎热，且潮湿，是病菌滋生的季节。此时，孩子容易吃坏肚子，引起腹泻。

原因二：夏至过后阳气外泄，中焦则虚。孩子天生脾常不足，此时吃冷食十分容易引起肚子疼，腹泻。

建议在吃了冷食之后，马上来一杯红糖姜水，做一下弥补工作。

手足口病

手足口病，是由肠道病毒引起的传染性疾病。发病快，虽不需要药物治疗7~10天可自愈，但是孩子会因为口腔内的疱疹而疼痛难忍。

在夏季，家长们一定要做好孩子的卫生消毒工作。让孩子勤洗手，每天观察孩子的口腔，是否有滤泡、疱疹等出现。

夏天想要不生病，湿气一定要去除。湿是靠脾才能得以运化的，健脾非常重要。

祛湿养阳，养心健脾，给大家推荐以下推拿手法

心为脾之母，母强子壮。夏天要想健脾，先要养心，且心静自然凉。心养好了，也不会觉得那么炎热难耐了。

♨ 按揉小天心 ♨

位置：在孩子手掌大小鱼际相接处。家长可以自己伸手找一下，在手腕与手掌连接处的中点，有一个小坑，那里就是小天心的位置。

方法：两只手各按揉3分钟。

作用：安神定惊，泻火除烦，清热祛火。

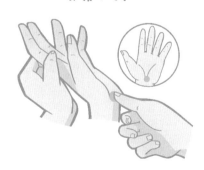

按揉小天心

❀ 按揉二马 ❀

位置：在孩子手背无名指和小指之间的指掌关节的凹陷处。

方法：两只手各按揉3分钟。

作用：顺气散结，祛湿。按揉二马穴，可以帮助孩子有效地祛湿。

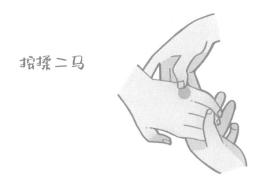

按揉二马

❀ 清天河水 ❀

位置：在孩子的小臂上方，也就是手心向上，掌侧腕横纹中点到肘横纹中点的连线。

方法：单方向向上推。用食中二指并拢由腕横纹推向肘横纹，一般推3分钟，左右手均可以操作。

作用：清热解表，泻火除烦。

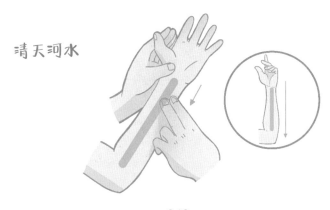

清天河水

🖐 按揉足三里 🖐

位置：在孩子外膝眼下三寸，
用孩子的手指量，四指并拢为三寸，
即食指按在外膝眼上，小指所在的
位置就是足三里。

方法：两条腿各按揉 3 分钟。

作用：健脾和胃，还有很好的
升发胃气、燥化脾湿的作用。

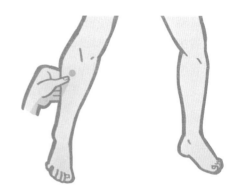

按揉足三里

🖐 按揉中脘 🖐

位置：中脘穴在人体的上腹部，先找到两乳头连线的中点，再将中点与肚
脐连接，那么这条连接线的中点，就是中脘穴了。

方法：注意力度，按揉 3 分钟。

作用：健脾和胃，还有很好的降逆利水的作用。小孩子容易溢奶、呕吐，
我们按中脘也是非常有效的。

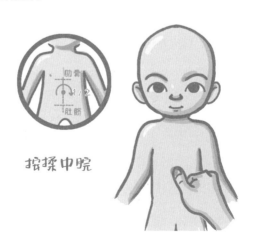

按揉中脘

很多俗语都阐述了姜的重要性，如"饭不香，吃生姜""早上三片姜，赛过喝参汤""冬吃萝卜，夏吃姜！"等。可见，姜在夏天对我们多重要。

姜能起到温阳祛湿的功效，还可提升一天的阳气。孩子喝点姜水，可排出吹空调吃冷食的寒气。妈妈们喝点姜水，可温补养颜。姜水配合红豆芡实茶一起喝，还能起到更好的健脾功效。

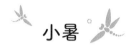

小暑
消暑勿贪凉，泡脚喝热汤

　　每年公历7月6—8日，我们都会迎来二十四节气中的第十一个节气——小暑。俗话说"小暑大暑，上蒸下煮"，此时多地已进入高温炎热模式。

　　人体最直观的感觉就是，没怎么动已经消耗很大，特别累，心烦意乱，困倦乏力等，这都是阳气外浮，中焦亏虚的表现。因为此时已经进入初伏，所以夏季养生要重视起来。

　　接下来就聊聊，如何养好这酷热的三伏。

如何正确消暑养生？

　　消暑首先要静心：心静自然凉，中午午休一会儿，放松一下身心，就算不困，也要闭目一会儿。饮食方面注重清淡，可食酸、食素、食苦。比如凉拌菜多放点醋，喝点酸梅汤，因为吃酸可敛阳，中焦不虚，也就不会觉得那么烦躁难耐了。

　　消暑要适当出汗：每天用艾草饼煮水泡脚，泡完微微出汗。即使不开空调也不会觉得特别热，这其实就是阳气归根的表现。

　　伏天一碗汤，不用开药方。我们还可以喝点姜枣膏、芡实茶。这两种饮品助排汗，去湿热，能起到温养中阳、阴阳双补的作用。

　　以下，给家长们推荐几个养心健脾的推拿手法，帮助孩子降虚火，健脾胃。长夏多湿，孩子容易腹泻，家长一定要注意，晚上睡觉要帮孩子盖好肚子。

养心健脾的几种推拿手法

按揉小天心

位置：在孩子手掌大小鱼际的相接处。家长可以自己伸手找一下，就在手腕与手掌连接处的中点，有一个小坑，那里就是小天心的位置。

方法：两只手各按揉3分钟。

作用：安神定惊，泻火除烦，清热祛火。

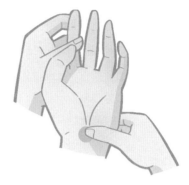

按揉小天心

清补脾

位置：在孩子大拇指的桡侧。

方法：指根到指尖来回推，两只手各操作3分钟。

作用：帮助孩子刺激脾胃运化。将那些代谢不掉的热量通过运化代谢出去。这个穴位平补平泻，无论是脾胃旺还是脾胃虚的孩子，都可以用来刺激脾胃的运化，加强运化能力。

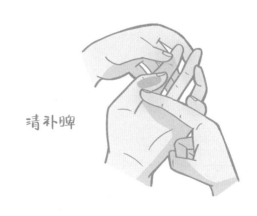

清补脾

🖐 按揉足三里 🖐

位置：在孩子的外膝眼下三寸，用孩子的手指量，四指并拢为三寸，即食指按在外膝眼上，小指所在的位置就是足三里。

方法：按揉，两条腿各3分钟。

作用：健脾和胃，促进运化，燥化脾湿，升发胃气。

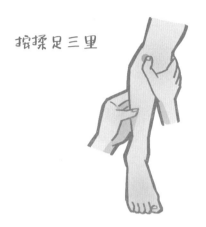

按揉足三里

大暑小暑，热死老鼠，很多孩子都出现了因为天气太热而不想吃饭的情况。给大家推荐一款开胃养心的食疗方。大家知道，红色是养心的，那么西瓜加上番茄，酸甜的口感既可以开胃消暑，又可以养心生津，简直是夏季食疗的不二选择。

TIP

西瓜番茄汁

材料：西瓜半个，番茄3个大小适中。

做法：西瓜去皮、去子，番茄沸水冲烫，剥皮。二者同时绞汁，两液合并，随量饮用。

功效：清热、生津、止渴。对于夏季感冒、口渴、烦躁、食欲不振、消化不良、小便赤热者尤为适宜。

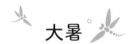

大暑

三伏＋大暑，适当出出汗，小病不用看

大暑遇上三伏，潮湿闷热，大人明显感到全身无力，一动就出汗疲惫，但小孩子还可以活蹦乱跳，这是为什么？

三伏＋大暑，伴随的是自然界的炎热和潮湿，暑与热相蒸。中医里讲，热耗气，湿伤脾。这就是大家觉得这时会气短无力，吃什么都没胃口，困乏湿气大的原因了。

接下来，给大家几个养护小贴士，可以缓解暑伏带来的不适。

适当出出汗，小病不用看

暑伏时，为什么小孩子就没那么难受？这是因为小孩子的活动量大，他们一疯玩就出汗，湿气自然就排出去了。而我们总在空调房里坐着，湿气难以排出，寒气又进来，就会更加难受，还会热伤风。所以在这段时间，大人要注意适当出出汗。孩子，要注意消暑，补充津液。

大人微微出汗最好的方式，就是快走或是用艾草煮水泡脚，通透全身的阳气。孩子要谨防流汗过多而伤及气津，也切忌运动后吃得太多，使本来就薄弱的脾胃负担更重。大家都知道，酸可以敛肝阴，避免肝气克伐脾土，也可以开胃生津，很适合夏天。

温阳化湿，养心健脾的推拿手法

推荐按揉一窝风、按揉二马，帮助孩子温阳化湿；足三里、搓涌泉，帮助孩子养心健脾。

按揉一窝风

位置：在孩子手背与手腕的连接线的中点处，也就是手背掌横纹中央的凹陷中。

方法：用拇指或者中指按揉两只手各3分钟。

作用：散风寒，宣通表里，温中行气，止痹痛，止腹痛。如果孩子患有的是因为沾染风寒而外感的感冒，那按揉此处可发汗，加快感冒好转。

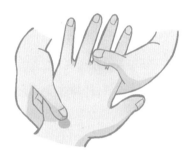
按揉一窝风

按揉二马

位置：在孩子的手背无名指和小指之间的掌指关节后的凹陷处。推拿时找到这两个手指的缝隙，然后顺着缝隙向前推，有个坑，那就是二马穴了。

方法：两只手各按揉3分钟。

作用：顺气散结，清神，利水通淋。按揉二马穴，可以帮助孩子有效地祛湿。

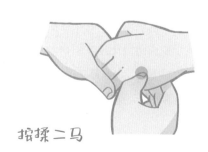
按揉二马

按揉足三里

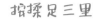

位置：在孩子外膝眼下三寸，用孩子的手指量，四指并拢为三寸，即食指按在外膝眼上，小指所在的位置就是足三里。

方法：两条腿各按揉3分钟。

作用：帮助孩子健脾和胃，升发胃气，燥化脾湿。

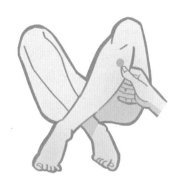

搓涌泉

位置：在孩子脚底的上三分之一处，脚底板下面有一个很像人字的纹路，涌泉穴就在这个人字的交点处。

方法：按揉或者搓都可以，两只脚各3分钟。

作用：补肾固本，滋阴化燥，安神助眠。

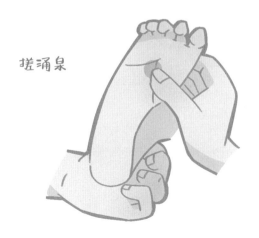

除了以上推拿手法，有些食材也可以，消除湿气，补充阳气。生姜就是很好的食材。俗话说"冬吃萝卜夏吃姜"，吃姜就可以驱散体内的寒湿。

每天早晨与孩子一起喝一杯黑糖姜枣膏水，可以振奋中焦之阳。当然，也可以通过其他一些祛湿的食材来强脾健胃，比如冬瓜、赤小豆，可以利水行湿；芡实，可以健脾祛湿。每天用热水泡上一杯红豆芡实茶也可以帮助大家祛湿健脾。

古人有云：应夏藏，闭门谢客。意思是说，夏季可在家睡觉下棋，补虚清湿。睡眠是非常养心补气血的，所以在过度消耗、气津两虚的夏天，一定要让孩子早睡觉。

TIP 如何让孩子健康地度过炎炎夏日

孩子在夏天不想吃也不想动怎么办

天一热人就会懒得动，懒得吃，孩子也是一样。一到夏天孩子就不爱动也不爱吃东西，很多家长都不知道该怎么办。以下给家长们分析一下，孩子在夏天不想动也不想吃的原因、应对的方法，以及推拿的穴位。

一提到夏天厌食，首先会想到以下几个原因：第一，天气太热，食欲不振；第二，运动量减少，吃得自然就少；第三，孩子会吃冷食，吃了冷食之后自然吃饭就少了。

针对以上情况，建议家长们：第一，要让孩子养成规律的就餐习惯，不要在饭前吃零食；第二，在太阳不是暴晒的时候让孩子多出去玩玩，不要整天待在空调房里，饭后也要去散散步，有助于消化；第三，可以多做一些凉拌菜，如拌黄瓜、蔬菜沙拉这种开胃的凉菜，让孩子也能参与到动手过程中来。他们对于自己加工的食物，食欲一定会大增。

从中医角度来说，夏天不爱吃不爱动，其实是因为炎炎夏日湿气困住了我们的脾胃，让我们困倦不堪。

一进入6月，空气湿度就变得很大，暑气里都夹着湿气。尤其南方城市，无时无刻不被水湿包裹。想象一下，谁会在桑拿房里胃口大开，动力十足呢？

接下来就给家长们系统地讲一讲，到底什么是湿气？日常生活中怎么判断孩子湿气大？我们经常会犯哪些误区？如何通过推拿手法及食疗祛湿？首先来说说，湿气到底是什么？

人体中70%都是水分。人体的水分分为有用的和没用的两种。有用的水分，称之为津液；没用的水分，就是湿气了。

掌管人体水分的两个脏器，一个是肾脏，一个是脾。脾负责把水运送到身体的各部分，并吸收入血；肾负责把水排出体外。脾和肾的功能不相上下，相辅相成，达成循环。但如果脾虚了，水分不能被很好地吸收，就会造成湿阻，形成湿气堆积在体内。

所以说，湿气大的人普遍是因为脾胃的运化能力不足。孩子们脾常不足，所以比大人更容易被湿气困住，在夏天不爱动不想吃。

刚才所说的是脏腑对于水分的平衡，再来说说，为什么夏天是湿气最容易堆积的季节。第一，夏天天气炎热且多雨，人体的毛孔打开，湿气随着毛孔就钻进了我们的体内。第二，很多人夏天洗完头，不及时吹干，而是直接吹空调，这就导致湿气、寒气都钻了进去。第三,在夏天,很多孩子会参加一些游泳的课程。游泳过后，他们未将身体擦干就出去玩，吃冷食。这些都是夏天湿气容易进入体内的原因。

以下几个症状可判断孩子湿气是否大

（1）舌苔黄腻或白腻、胖大、边缘有齿痕。

（2）便秘或总觉得没便干净，大便黏马桶。湿气重的孩子胃肠道消化功能下降，胃的通降能力也变弱，容易因积食引起便秘。而且湿气继续在体内，就会让大肠水分增多，使大便更加黏稠，给人感觉大便很难便干净，也不容易冲下去。大便会变得细软，黏马桶，不成形。

（3）总觉得没力气，食欲不振，全身困倦。

如果孩子出现以上三种症状中的一个，那家长就要注意了，因为这意味着孩子湿气大了。

那么说到祛湿，妈妈们特别容易陷入一个误区——红豆薏米水是夏季的祛湿神器。在这儿给家长们提个醒，夏天吹空调吃冷食，容易侵入体内的是寒湿，而薏米性寒凉，这时候不管三七二十一，用红豆薏米水来给孩子祛湿，是一个错误的做法。

之前说脾是运化水湿的重要脏器，而寒凉的食物和饮品，会让脾胃虚寒。脾虚，自然运化能力就会变弱。

那么，正确的祛湿方式到底是什么呢？

总结来说，健脾通阳就是最好的祛湿之道。阳气可以帮助我们排出水湿，而脾胃能够代谢掉多余的水分，因此在夏天可以选择以下方式排出湿气。

多运动多出汗

动则生阳，有助于提升身体阳气。身体多余的水分也可以更好地通过汗液排出体外。但是要注意运动过后不要马上吃冷食或是一下进入空调房。

晚上泡泡脚

经常泡脚的朋友一定有这个感受：泡一泡脚，微微出汗，反而觉得身心轻盈凉爽。这也是阳气归根最好的体现。

在清晨喝点姜丝粥

清晨饮用姜丝粥既可以提升阳气，也可以很好地中和我们夏天吃的冷食对脾胃的伤害。

说完了饮食起居的祛湿方法，接下来就要讲一讲健脾祛湿的小儿推拿手法了。

ᕙ 清补脾 ᕙ

位置：在孩子大拇指的桡侧。

方法：指根到指尖来回推，两只手，各按揉 3~5 分钟。

作用：刺激脾胃运化，促进孩子消化吸收。

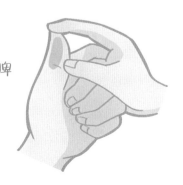

清补脾

♨ 掐四缝 ♨

位置：在孩子手心一面的食指、中指、无名指、小指这四个手指的第二指关节处。

方法：家长可以用指甲按一按，再揉一揉，可以从食指到小指来回操作3遍，两只手都要做。

作用：刺激脾胃运化，促进食欲，消积食。

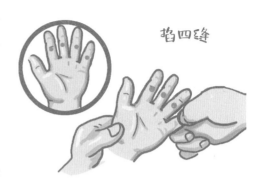

掐四缝

♨ 按揉二马 ♨

位置：在孩子手背无名指和小指之间的掌指关节后的凹陷处。推拿时找到这两个手指的缝隙，然后顺着缝隙向前推，有个坑，那就是二马穴了。

方法：两只手各按揉3分钟。

作用：顺气散结、清神、利水通淋。

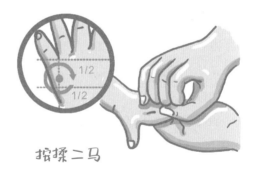

按揉二马

♨ 清天河水 ♨

位置：在孩子的小臂上方，也就是手心向上，掌侧腕横纹中点到肘横纹中点的连线。

方法：单向上推。用食中二指并拢由腕横纹推向肘横纹，一般推3分钟，左右手均可以操作。

作用：清热解表，泻火除烦。

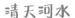

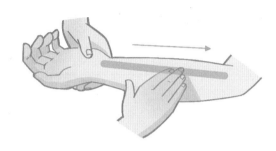

🖐 按揉足三里 🖐

位置：在孩子外膝眼下三寸，用孩子的手指量，四指并拢为三寸，即食指按在外膝眼上，小指所在的位置就是足三里。

方法：两条腿各按揉3分钟。

作用：健脾和胃，还有很好的升发胃气、燥化脾湿的功效。

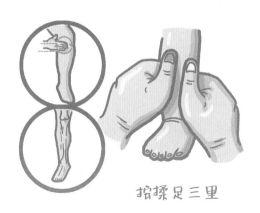

按揉足三里

🖑 按揉中脘 🖑

位置：中脘穴在人体的上腹部，先找到两乳头连线的中点，再将中点与肚脐连接，那么这条连接线的中点，就是中脘穴了。

方法：注意力度，按揉3分钟。

作用：健脾和胃，还能很好地降逆利水。小孩子容易溢奶、呕吐，也可以按中脘穴。

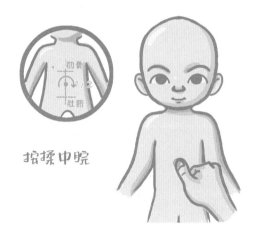

按揉中脘

以上就是可以帮助孩子们在夏天健脾祛湿的方法。如果家长发现孩子有湿气大的情况，就可以使用以上的祛湿手法。

在操作小儿推拿的过程中，家长们需要注意：

（1）孩子饭后40分钟内不要操作。

（2）在操作时家长要剪干净手指甲，做好手部清洁，沾上一些按摩油或温水等介质，不要划伤孩子娇嫩的皮肤。

炎炎夏日，如何挽救贪凉的脾胃

炎炎夏日，孩子吃了冷食后，如何进行补救呢？我们可以通过按摩和日常生活中的一些小方法，来缓解或是降低这些外物对身体的伤害值。

夏天吃冷食的危害

古人云"春夏养阳，秋冬养阴"，但春夏如何养阳呢？所谓养，与杀相对，是顺其天性、供其欲求，帮助其生长的意思。如果我们不知道这个季节该如何养护，那么就去看看大自然中的植物。比如一棵树，它在春天的微风中抽新芽，在夏季炎热中茁壮成长，在秋天收敛垂下果实，在冬天落叶时，将养分和能量都暖藏到根部。其实，人体也是一样的。

待在空调房，吃着冷食，虽然会得到短暂的舒爽，但其实是让身体反季节而行。这种反季节的行为就是中医里经常讲的，不养反杀。

人体在夏天，体感是炎热的，而脾胃和中焦却像秋冬一样寒冷，因为热量都发散出来了。一到夏季，人体的气血重心就远离了脾胃，转移到心肺区和体表，所以此时我们的皮肤和手脚都是热的，而肚子却凉得像秋天。

因为这一原因，夏季人的脾胃功能是偏差的，稍微吃一些油腻、生冷、辛辣或不干净的东西，就容易拉肚子。

夏夜睡觉，全身都可以袒露，唯有肚子要盖上，因为肠胃最易受凉。因此，晚上睡觉时，即使再热也要给孩子的肚子盖上被子。

同时，夏天吃冰冷的东西，就相当于选择人体最薄弱的环节来进攻，无疑会进一步加重脾胃虚寒。

有的家长可能会说，我家孩子每天都吃冷食，也没见他怎么样。那我给大家列几个脾土受损的症状，家长可以来对应一下。

（1）孩子很少有饥饿感，经常厌食或是挑食。

（2）懒得动，总想要抱着，不愿意出去玩。

（3）身上的肉很软，无力，体重或胖或瘦。

（4）容易感冒、有鼻炎或者容易产生呼吸系统不适。

（5）有过敏问题，体质差。

（6）二便不正常，早起难排便，时常便秘或腹泻。

（7）体寒，怕冷，手脚冰凉。

以上是一些脾土系统受凉和失衡的表现。如果你的孩子中了两条以上，那建议你尽量减少或杜绝孩子吃冷饮冷食。

说完了在夏天吃冷食的危害，再讲一讲，实在没忍住吃了冷食，怎么补救一下呢？先来给大家讲一讲推拿的手法。

吃冷饮后，可采取补救的推拿手法

首先是一组可以帮助孩子温中祛寒的穴位：外劳宫和一窝风。

先来说一下外劳宫和一窝风的区别，一窝风主要是解表寒。什么叫表寒？表寒就是外感风寒和寒邪。现代人常待在有空调的环境中，如孩子受寒了，这种情况下一般是体表受寒，可按揉一窝风，重在解一身之表寒。

外劳宫主要侧重于温里寒。温里寒源于哪儿？夏天吃了生冷瓜果食物受寒，或者是中焦受寒，比如孩子晚上睡觉不盖被子，肚子受凉了，便可通过按揉外劳宫缓解。

但是在夏天，吹空调、吃冷食那是很常见的事情，所以建议这两个穴位家长都要给孩子按揉。

✋ 按揉外劳宫 ✋

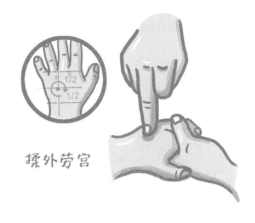

揉外劳宫

位置：孩子手掌背部中央，与手心内劳宫相对的手背位置。即孩子的中指自然向内弯曲，触碰到手心的点的对面，也就是手背上的那个点，就是外劳宫了。

方法：按揉，两只手各3~5分钟。

作用：解温里寒。孩子睡觉没盖被子肚子受凉，或吃冷食等，引起肚子痛，就可以按揉这个穴位。

✋ 按揉一窝风 ✋

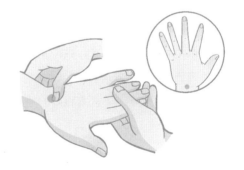

按揉一窝风

位置：在孩子手腕与手背的连接线的中点处。我们可以自己找一下，按揉时有一点点酸的位置，就是正确的位置。

方法：用拇指或者中指按揉两只手各3分钟。

作用：散表寒，止腹痛。孩子在空调环境中受寒，身体不舒服，按揉此处，可有效缓解孩子受凉的症状。

说完了温中散寒的穴位，再来说说扶阳健脾的组合：三关穴和足三里。

三关穴是一个温补的穴位，既有培补元气、助气活血的作用，又有治里寒、治表寒的作用。

足三里家长们已经很熟悉了，长按足三里可增强孩子的脾胃运化能力，还可强健体魄。

🖐 推三关 🖐

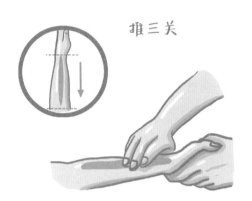

推三关

位置：孩子手心向内，大拇指这一侧的小臂，自腕横纹至肘横纹之间的一条直线。

方法：自腕横纹推向肘横纹，向上推，两个手臂各推3分钟。

作用：补齐行气，温阳散寒。

🖐 按揉足三里 🖐

位置：在孩子的外膝眼下三寸。靠近外侧的膝盖有个坑，从这里用孩子的手指量，四指并拢为三寸，即食指按在外膝眼上，小指所在的位置就是足三里。

方法：两条腿各按揉3分钟。

作用：健脾和胃，还有很好的升发胃气、燥化脾湿的作用。

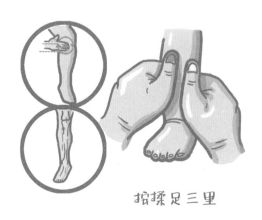

按揉足三里

以上四个就是在夏天，吹空调、吃冷食之后的推拿挽救方法。

家长们一定要记住，每天只要半小时，就可以让孩子的身体更健康，避免贪凉带来的危害。

说完了推拿的补救方法，再来说说其他的补救方法

补救方法一：运动

动则生阳，让孩子多去户外运动，出出汗，将寒湿排出体外。（注意：出汗的时候不要贪凉，此时吃冷食，伤害最大。）

补救方法二：吃姜

姜辛温，归脾、肺、胃经，能温中散寒，发汗解表，是夏季祛寒养生的不二之选。

夏季做饭时多用生姜，或者日常冲饮放点生姜，能起到很好的祛寒作用。生姜最好是早上吃，不建议晚上吃。

补救方法三：泡脚

晚上睡前用姜煮水泡脚，或用艾草煮水泡脚 10~15 分钟，直到头部微微出汗为止。睡前泡脚具有很好的祛除湿寒的功效。

补救方法四：暖肚子

孩子吃了冷食或是吹了空调之后，家长可以在孩子衣服上贴一个暖贴，帮助孩子暖肚子。

最后，还有非常重要的一点，家长一定要记住，如果冷食不得不吃，那么要避开以下几个时间段。

第一，不要在饭前、饭中、饭后 30 分钟内吃冷食

吃饭时喝冰饮料、饭后吃凉甜品，对脾胃的伤害最大。脾胃先被冻住再去

消化食物，或者在努力消化食物的时候被冻住，就好像全身箍上铁链又要去干活一样，不堪重负。所以饭前、饭后、饭中都不要吃冷食，以免伤害脾胃。

第二，不要在出大汗时吃冷食

晒了太阳或运动完，身体毛孔打开、大量出汗，这是夏季排湿的重要方式。此时如果来罐饮料或吃个冰棍，使得体感温度骤降，不仅会让该排出的汗无法排出，还很容易被寒邪打个措手不及，引发感冒或腹泻！

第三，不要在深夜吃冷食

到了深夜，人的阳气变弱，脾胃休息，接受不了冷食的强刺激，只适合喝一杯温开水，安然入眠。敏感的孩子在深夜吃冷食之后会感觉到寒热交争，脾胃难受，难以入睡。

夏天发烧，该怎么办

发烧是机体对抗外邪的反应。很多妈妈都认为，发烧是天儿冷的时候才爱犯的毛病。其实夏天也是孩子发热的高发期。而且，夏天发烧比秋冬发烧要更加难受。接下来，就来为大家分析一下，孩子们夏天爱发烧的原因、夏季发烧的分类，以及如何护理和食疗。

为什么夏天容易发烧？

夏天发烧主要有两大原因：①夏季气温高湿度大，是病毒细菌的繁殖活跃期。孩子们的抵抗力比较低，尤其是上幼儿园的孩子们是群体生活，像很多病毒性腹泻，以及手足口，都是这期间的多发病。②夏季易因护理不当，而患空调病。虽然夏天的天气较为炎热，但是外感的概率却大大增加，因为在秋冬，我们都知道天气冷，就会给孩子多穿。可是夏天，孩子们的新陈代谢旺盛，喜欢出去玩，能跑能跳，爱出汗，毛孔一直处于打开状态。从外面玩儿回来，孩子直接进入空调房，此时寒气便钻进打开的毛孔，并且毛孔一遇寒，排汗系统就关上了。该排出的排不出来，寒气就进入了体内。所以空调病也是夏天孩子们发烧的重要原因。

有的家长可能会有疑问，该如何区分孩子是哪一种发烧？怎么选用合适的护理方法和食疗呢？

夏季最多发的空调病

空调病发热的症状跟感冒非常相似，孩子会鼻塞流涕、咳嗽有痰、食欲不振并且伴有头晕难受的症状，体温不会一下升得太快。在这时，可以通过推拿和食疗的方法来对孩子们进行养护。

首先，在食疗上，可以给孩子熬一点姜丝可乐水，或是葱白水，帮助他们解表发汗。晚上睡前再泡泡脚，也有解表通鼻窍的作用。还可以用吹风机的热风，给孩子吹吹脖子后面的大椎穴，这样孩子们空调病的症状就可以缓解很多。

其次，在推拿上，可以通过开窍解表和温中散寒的手法，帮助孩子快速地缓解不适，缩短病程。

🖐 开天门 🖐

位置：在孩子的眉心到上发际线这一条直线上。

方法：两拇指指腹交替，从下向上推1分钟左右。

作用：疏风解表，帮助孩子缓解不适。

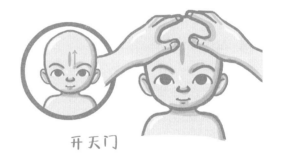

开天门

🖐 推坎宫 🖐

位置：在孩子的眉头到眉梢两点的连线处。

方法：单方向从眉心推向眉梢，推1分钟。很像小时候做眼保健操时，轮刮眼眶只刮上眼眶这个部分。

作用：缓解头痛，解表散寒。

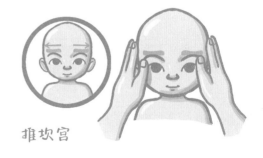

推坎宫

ᣟ 按揉太阳穴 ᣟ

位置：在孩子眉梢，以及眼尾延长线的交点处。

方法：按揉 3~5 分钟。

作用：可以缓解感冒的头昏脑涨的不适感。

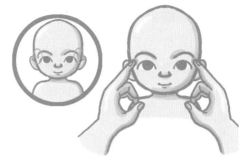

按揉太阳穴

ᣟ 按揉迎香 ᣟ

位置：在孩子的鼻翼两侧，鼻唇沟内。

方法：用手给孩子按揉 1~3 分钟。

作用：可以帮助孩子缓解感冒鼻塞的症状。家长也可以用热毛巾热敷一下孩子的鼻子，缓解他们的不适。

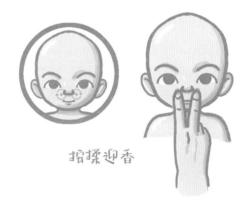

按揉迎香

以上这四个头面部的穴位，家长们在夏天吹了空调难受的时候也可以自行按揉。效果都非常好！

接下来是一组温中散寒的推拿手法，孩子按完后就会发汗解表，空调病的症状也能缓解很多。

按揉外劳宫

位置：孩子手掌背部中央，与手心内劳宫相对的手背位置。即孩子的中指自然向内弯曲，触碰到手心的点的对面，也就是手背上的那个点，就是外劳宫了。

方法：按揉，两只手各按揉3~5分钟。

作用：解表散寒。孩子着凉，感染外邪等，就可以按揉这个穴位。

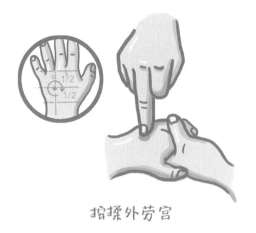

按揉外劳宫

按揉一窝风

位置：在孩子手腕与手腕连接线的中点处，也就是手背掌横纹中央的凹陷中。家长在找的时候，会按到这里有个坑，这里就是一窝风了。同时，家长也可以自己找一下，按揉时有一点点酸的位置，就是正确的位置。

方法：左右两只手各按揉3分钟。

作用：散风寒，止腹痛。吹了空调肚子疼，就可以按揉这个穴位。

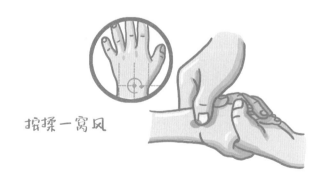

按揉一窝风

空调病是夏季较易发的疾病。所以，在夏天开空调时应注意以下几点。

（1）空调温度不宜过低，26～28℃即可，室内和室外温差保持5～7℃最佳。

（2）每天带孩子出门散散步，出门时将窗户打开通风换气，回家后待排汗结束，再打开空调，不要从外面回来一下就钻进空调房。

（3）空调滤网每年夏天开始前一定要清洗一次，否则空调呼出的空气会对孩子的呼吸道和发育不全的鼻黏膜产生很强的刺激，严重的会造成过敏性鼻炎。

（4）晚上一定要护好孩子的肚子，不要直吹。

说完了空调病，再来说说病毒感染导致的发烧。

夏季病毒细菌滋生，尤其是上幼儿园的小朋友多发的两大症状就是感染性腹泻和手足口。这两个症状都会伴随高热，我们家长该如何应对呢？

感染性腹泻。夏天孩子的腹泻多为两种，一种是吃了凉东西，大便溏稀，另一种就是感染性腹泻了。它们最大的区别就在于会不会发烧。如果只是吃了凉的拉肚子，那么孩子拉几次就会好；如果孩子患的是感染性腹泻，则起病急，且伴有发烧、呕吐、精神不振的情况。所以夏天孩子如果拉肚子还伴有发烧，家长们一定要带孩子去医院化验大便，确定孩子是否患有感染性腹泻。

病毒性腹泻，比如轮状病毒或诺如病毒引起的腹泻，是没有特效药的，需要养护来缓解不适。细菌性腹泻要遵医嘱服用抗生素来治疗。

手足口！手足口可怕的原因不在于它不好治疗，而在于孩子患了手足口后会非常痛苦。为了能让家长们对它有更加清晰的认识，在这里我给大家讲述一下，一位妈妈在孩子患了手足口后，对孩子病程的记录情况。

第一天，孩子到幼儿园后，开始低烧。校医看过后，说孩子喉咙有疱。之后带孩子去医院，医生说孩子喉咙发炎了，给开了一点药让回家吃。当天孩子食欲很差，不想吃饭，嘴巴臭。

第二天，孩子口唇冒出来很多疱疹，脚背有很多红点，体温39.3℃，去医院看过后，确认是手足口。嘴巴很臭，用生理盐水喷洗了一次。今天是孩子不吃不喝的第一天。

第三天，口唇内、舌尖上冒出来更多的疱疹，腰、脚、手、臀部都起了很多红点。体温37℃左右，嘴巴很臭，用生理盐水喷洗了一次。今天是孩子不吃不喝的第二天。

第四天，口唇内、舌尖上还是有很多疱疹，依旧抗拒食物，但是中午愿意喝奶了。体温37℃，嘴巴不怎么臭了。今天是孩子不吃的第三天。

第五天，口唇内，舌尖上还是有很多快要消亡的疱疹，手上脚上的红点退了，腰一圈的红点退了大半。体温恢复正常，午饭尝试吃自己最爱的肉，因疼痛大哭，将肉吐掉。今天是孩子不吃的第四天。

第六天，唇内、舌尖上的疱疹还有一点点，口内的包已经愈合了。由于每天只喝奶粉，大便不成形了。今天是孩子不吃的第五天。

第七天，接下来的目标就是鼓励他开始吃点流食。可以说，他快要好了，但还需再隔离一周。

综上所述我们来总结一下孩子手足口的症状：①口臭内热大；②喉咙起水疱，唇口有疱疹，身上有红点；③孩子很痛苦，难以咽下食物；④发烧。

家长们还需知道，手足口是由肠道病毒引起的传染性疾病，7~10天可自行消退。当孩子体温超过38.5℃或疼痛难忍时，可让孩子适当服用一些退热药（如泰诺林），给孩子退热和止痛，服用剂量同退烧剂量。

孩子患了手足口，会很痛苦，进食也困难，这时家长可以给他们熬一些绿豆汤来清热化湿。绿豆汤的温度可以凉一些，便于下咽。用勺子或吸管少量多次的喂服，确保摄入足够的液体，以防脱水。如果家里有两个孩子，一定要做好隔离。

同时，患有手足口的孩子，口臭、内热大、发烧、食欲不振、睡眠质量差。为了缓解孩子的疼痛，我推荐以下两个推拿手法。

按揉小天心

位置：在孩子手掌大小鱼际的相接处。家长可以自己伸手找一下，在手腕与手掌连接处的中点，有一个小坑，那里就是小天心的位置。

方法：两只手各按揉3分钟。

作用：安神定惊，泻火除烦。

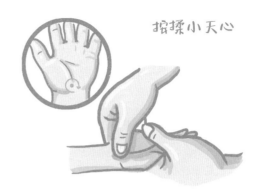

按揉小天心

退六腑

位置：在孩子的小臂内侧，也就是手心向内，靠近肚子的一侧。

方法：从肘横纹推向腕横纹，向下推。

作用：将孩子体内的热邪清除体外，具有很好的清热降温的功效。夏天，家长们一定要给孩子做好清洁的工作，勤洗手，以防感染。

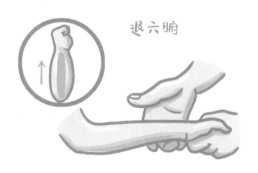

退六腑

三伏养不对，秋冬要遭罪

我给家长们系统地讲一讲，三伏究竟是什么？三伏贴的原理是什么？夏季时，孩子的日常饮食起居需要注意些什么，以及如何通过推拿手法来帮助孩子顺应节气，使他们拥有健康的身体。

冬有三九，夏有三伏，三伏究竟是什么呢？

三伏天儿，用白话来说，就是夏天里最热的那一段时间。从中医的角度来说，

"三伏天"的"伏"表示阴气受阳气所迫,藏伏在地下的意思。

按中国传统文化,夏属火,火克金,庚属金。所以到庚日,金气是伏藏的。三伏天正是按这个理论推算出来的。夏至后的第三个庚日起为初伏,每隔十天便是一个庚日。夏至后的第四个庚日起为中伏,立秋后的第一个庚日起为末伏,也称为三伏。所以说,就算是到了立秋,我们也要谨防秋老虎,因为伏天还没有过去。

三伏天是全年气温最高、阳气最盛的时节,而且这时雨水也很多,闷热潮湿。天地之间火热蒸腾,上蒸下煮,也是最难熬的时候。此时人的体表气血最旺盛。

夏养三伏,是古人提出来的。利用这段阳气发散的时候,顺应时令,提升人体的抵抗力,就是中医所说的治未病的理念。治未病,其实就是未雨绸缪,提前来预防未来要发生的病症。

近些年,很多妈妈,会选择给孩子贴三伏贴。我也来说一下三伏贴的原理。

三伏贴是由辛热刺激性的药物制成药膏,贴到穴位上,达到温助阳气的作用。但孩子们的皮肤都很娇嫩,别说膏药了,就连胶布都有可能过敏。所以传统膏药类的三伏贴,要根据孩子自身的体质和皮肤的情况去选择。

三伏天,通过饮食起居和小儿推拿调养孩子的身体

先来说说冬病夏治的原则。"冬病"就是指冬天易发的病,这些病多为呼吸系统不适,气管炎、支气管炎,还有一些关节炎等慢性病。这些普遍都是虚寒之症,也就是俗话说的"火力不壮"。

放在孩子身上,就是阳气不足,抵抗力弱。随着生活水平的提高,孩子们的抵抗力不升反降,其实就是因为饮食和作息不规律造成的。

比如夏天待在空调房、吃冷食等,都是非常损伤阳气的事情。所以在三伏天,我们一定要保护好体内的阳气。三伏天是一年一次难得的可以改变人体虚寒体质的机会,大人和孩子均是如此,千万不要错过。

三伏天要主动出汗

给大家推荐两个主动出汗的最好方式：一是运动，二是泡脚。

俗语说"冬练三九，夏练三伏"。三伏天是运动的最佳时机。家长们不要带着孩子只待在空调房里，只要避过中午那段阳光最强烈的时候，就可以带孩子出去溜达溜达。

从中医角度分析，三伏天运动对身体是有好处的。三伏天天地之间阳气最旺，人的气血亦最旺最浮。此时运动，出一身透汗，可以逼出人体五脏六腑的浊气与毒素，最有益于健康。而且三伏天适当运动，还有消暑的功效，如孩子在外面玩得满身是汗，却没有中暑，因为他们的火气，都顺着汗排出了体外，体温也降低了。

家长们饭后可以跟孩子一起出门，可以一起快走，走到出汗。这种运动一定会让你觉得身心轻松、精神愉悦，有助于减轻工作带给我们的压力。但是应注意，出完汗之后，不能立马进到空调房里，也不能吃冷食。

我们再来说说泡脚。大家都知道夏天要养心，而出汗非常有益于养心。在中医中，汗为心之液。三伏天气炎热，阳气外浮，如果我们把汗都闭藏在体内，特别容易心烦气躁，所以要多排汗。除了运动之外，泡脚也有助于排汗。人的足底反射区很多，还有被称为第二心脏的涌泉穴。晚上家长可以与孩子一起泡泡脚。微微发汗之后，家长会觉得一身轻松，周身清爽。

但是要注意，孩子泡脚的水温不要超过38℃，以免伤及孩子娇嫩的皮肤。夏天炎热，降雨很多，湿气非常大，而排汗是祛湿的法宝。

给大家讲完三伏天排汗的相关事项，接下来讲讲三伏天如何健脾。据我观察，很多孩子在三伏天容易出现食欲不振、疲乏倦怠、体重下降，甚至消瘦的现象，俗谓之"苦夏"。那三伏天该怎么吃，才可以健脾呢？

饮食要清淡，切勿贪凉

脾喜清淡而恶油腻辛辣。三伏天脾弱，就少吃些不好消化的肥甘厚腻的肉类，多给孩子吃有助于消化的清粥小菜。另外从冰箱里拿出来的冷食也要少吃。

俗话说"冬吃萝卜夏吃姜"，夏天吃些姜，如早上喝点姜枣茶，或熬点姜丝粥，都有助于帮助孩子宣通阳气。家长也可以给孩子吃点苦瓜，因为苦瓜的消暑效果特别好。此外，绿豆莲子粥也具有很好的养心消暑功效。绿豆莲子粥的做法是将绿豆和莲子煮到软糯，放点冰糖，熬出绿豆沙，放置常温。

建议家长在三伏天给孩子们多吃些面食。不知道家长们有没有听说过"头伏饺子二伏面，三伏烙饼摊鸡蛋"这个民间谚语。每逢三伏天，湿热熏蒸，人的胃口变差，吃热汤面不仅可以祛除体内的湿气和暑热，也可以改善口味，并减轻肠胃的负担。

小麦其性凉、味甘，入心、脾二经。凉则能养心除烦，除热止渴；甘则能健脾开胃。《本草拾遗》谓："面味甘温，补虚，实人肤体，厚肠胃，强气力"，非常适合于三伏天食用。

讲完三伏天的饮食起居，再来讲讲小儿推拿。

三伏天十分炎热，想消暑，要先养心。心为脾之母，养好心十分关键。

按揉小天心

位置：在孩子手掌大小鱼际的相接处。让孩子将大拇指和小指的指肚相对，大小鱼际相交，找到那条线最下面靠近手腕的点，就是小天心了。

方法：两只手各按揉3分钟。

作用：清心安神。

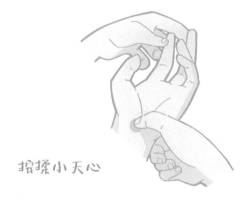

按揉小天心

♨ 搓涌泉 ♨

位置：在孩子脚底的上三分之一处，脚底板下面有一个很像人字的纹路，涌泉穴就在这个人字的交点处。

方法：两只脚各搓3分钟即可。

作用：引热下行，安神助眠。

三伏天天气炎热，湿度很大，湿气很容易堆积在体内。祛湿最好的方法就是健脾通阳。以下则是养阳健脾的推拿手法，家长们可以给孩子操作。

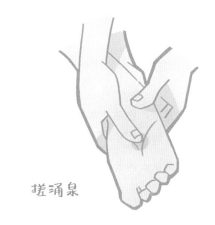

搓涌泉

♨ 按揉二马 ♨

位置：在孩子手背无名指及小指之间的掌指关节后的凹陷处。

方法：两只手各按揉3分钟。

作用：顺气散结和祛湿。

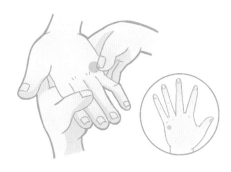

按揉二马

♨ 推三关 ♨

位置：孩子手心向内，大拇指这一侧的小臂，自从腕横纹至肘横纹之间的一条直线。

方法：从腕横纹推向肘横纹，单方向向上推，两只小臂各操作3

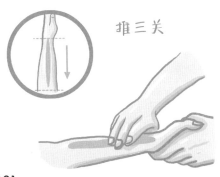

推三关

分钟。

作用：温阳补气，发汗解表。

🖐 按揉足三里 🖐

位置：在孩子外膝眼下三寸，用孩子的手指量，四指并拢为三寸，即食指按在外膝眼上，小指所在的位置就是足三里。

方法：两条腿各按揉3分钟。

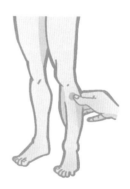

按揉足三里

作用：健脾、利湿通淋，对健脾祛湿有很好的功效。以上就是推荐家长们在三伏期间，每周给孩子操作三次的家庭推拿手法。

在操作过程中一定要注意：

（1）按照先手后四肢的顺序来操作。

（2）饭后40分钟内不要操作。

（3）操作时沾上一些介质，如按摩油等，以防擦伤孩子的皮肤。

秋季篇

秋季最重要的一件事：
帮孩子养好肺

　　秋季是小儿鼻炎、咳嗽的高发季。秋三月养生，应着重养肺，肺养好了，呼吸系统疾病也就不会再困扰孩子们了。

　　《黄帝内经》中说："秋三月，此谓容平。天气以急，地气以明。早卧早起，与鸡俱兴。使志安宁，以缓秋刑。收敛神气，使秋气平。无外其志，使肺气清。此秋气之应，养收之道也。"也就是说：在秋天，金气敛降，主收，植物经过春生夏长，到秋天是成熟收获的时节。此时天气干燥，阳气渐渐收敛，天黑得也早了。人要适应这一时令，早睡早起，可将孩子的生物钟调整到晚九点早六点，以使他们神志安定宁静，缓和秋季肃杀之气对人体的伤害。

秋三月，我们也要着重收敛自己的心绪，不要大悲大喜，以适应秋季容平的特征。不使神志外驰，从而保持肺气的平和匀整，这便是适应秋令的特点而保养人体收敛之气的方法。若违逆了秋气收敛，便会伤及肺脏，到冬天使阳气当藏而不能藏，便会发生阳虚腹泻或是呼吸系统不畅之症。

秋三月包括立秋、处暑、白露、秋分、寒露、霜降六个节气。以下我们结合中医理论，详解秋三月各个节气的时令特点与养生方法。

立秋

20 世纪上半叶，著名医学家彭子益认为：立秋是一年圆运动的起点。立秋时，天地之间的阳气开始敛降，地面上未入土之热气开始被压入土内。这些阳气经冬至而完全收藏在地面以下，至立春开始升浮于地面，以作为新春生命循环的能量源泉。

立秋前后是秋季腹泻的高发期。此时，人的脾胃往往特别虚弱，尤其是孩子们，特别容易出现腹泻的症状。因此，立秋前后最需清淡饮食，不可过食生冷、油腻，以及煎炸烧烤辛辣等之物，以防伤损脾阳。

虽然立秋了，但仍然是在三伏天里，我们还是会感觉酷暑难耐，特别容易出现心浮气躁、汗多、神疲、注意力下降等症状。

家长们要想孩子的阳气内敛，需做好夏秋过渡。这时可以多给孩子们煮乌梅三豆汤：赤小豆 30 克、黑豆 30 克、绿豆 30 克、乌梅 40 克，煮水服用。只喝汤，不吃豆。因为豆子会让孩子胀气不舒服，煮时也可以适当加一些冰糖，冰糖可以调和口感，还可以给孩子补中气健脾胃。

处暑

处暑，表示炎热的酷暑结束，夏天要过去了。天地之间阳气下降，万物渐而得根。此时已有秋高气爽的感觉，身体也开始慢慢地强健起来，不再容易出现疲乏困倦。暑气渐敛，凉气渐生。此时人体开始感觉舒畅，皮肤也慢慢地不再黏腻不适。

　　天地之间暑热火气下敛，碰到地面的凉气，特别容易出现雾气弥漫、雾霾等气候。城市里，尾气严重，雾气中会夹杂各种汽车尾气以及扬起的灰尘。如果孩子呼吸了这种雾气，特别容易患上呼吸道感染之类的疾病，表现为咽喉刺痒不适，总是干咳。这时可以给他们煮百合水来喝：兰州百合干30克，加适量水，煮20分钟即可。喝起来口感清甜，不需要加糖。

🌢 白露

　　白露节气，地面以上热气仍较多，碰到地面后热气凝结成水珠，是为白露。天地之间热气渐进入地面。以大树为例，整个夏季的枝叶繁华至白露开始向根部收敛，叶子开始变黄，而根部阳气越来越足。热降凉生，万物得根，人体阳气也进一步敛降。入秋之后机体阳气敛降，昼夜温差增大，需注意穿衣保暖，不要多吃瓜果类的食物，脾虚的孩子容易引起腹泻，饮食以清淡为主。

🌢 秋分

　　秋分为阴阳平分之时。此时白天与夜晚的时间一样长，地面以上的阳热与地面以下的阳热一样多，上下平分，故称为秋分。秋分之后，金气敛降压力增加，地面以下阳气渐多于地面以上，而天气渐凉，树叶渐黄。

　　秋分之后，天气渐燥。燥邪进入人体，易伤津液，致口干舌燥、咽喉疼痛、胸闷咳嗽等症状。苹果、梨子、松仁、甘蔗等养阴清火润肺之物及百合、蜂蜜、银耳、广柑、白果、红枣等清补柔润之品皆可适时多吃。再者，可吃些白萝卜，生熟皆可，最有润肺清火、利咽祛燥之功，且属当令食物。

　　秋分时节，温度舒适，阳气内敛，人觉得最舒服，睡眠较沉，情绪亦平稳。

◯ 寒露

秋分之后，天气渐现燥金的肃杀本相，天寒而清，露寒而冷。

谚语"白露身不露，寒露脚不露"，此时"一场秋雨一场凉"，需随天气转凉注意保暖。但给孩子添衣不要太多、太快，俗话说"春捂秋冻"，秋天适度经受些寒冷能提醒肌体开始收敛阳气，对于冬之收藏阳气有利。

寒露之时养生应注意几点：早睡早起，节食少动，勿出大汗，衣可略薄，以让身体感受到寒凉秋气。静心独处，嘱意涌泉。如此可慢慢地把体内的金气调动起来，让人体与天地四时同步。

睡前热水泡脚，极有敛阳之效。阳气初收，脾阳未复，切勿过食生冷瓜果，否则易引发腹泻。

◯ 霜降

唐代卢照邻有："秋也严霜降兮，殷忧者为之不乐；冬也阴气积兮，愁颜者为之鲜欢。"进入秋冬，天气渐冷，万木萧条，情绪特别容易低落。学业压力大的孩子们，也易气滞肝郁，损伤肺气。

此时可以适当给孩子泡点玫瑰花饮，帮助孩子疏肝理气，避免肺金气过盛克肝木。且霜降时节天清气爽，阳气收敛，肾水中藏，人亦应之，感觉精力旺盛，健康有力。

霜降节气后，就将迎来冬天，而那时是孩子们固肾藏阳的最好季节。冬天藏好阳，春天好长个儿。所以秋冬之间的过渡也需要家长们尤为注意。

入秋之后，肺主其时。肺当令则肺易虚，故秋当养肺。以上讲了秋季每个节气的注意事项，下面我们着重来看一下秋季养肺的重点。

第一个重点，是心情。不要给孩子们太大的学业压力，尽可能每周都出去踏青。秋季登高望远，亲近自然，呼吸新鲜空气，亦可助肺气之宣降。

第二个重点，是防燥。秋分之后，天气渐燥。孩子们又是纯阳之体，容易感伤燥气。可适当给孩子吃苹果、梨、松仁、甘蔗等养阴清火润肺之物。生活中可以常喝米粥，米色白，入肺，且米粥久煎后上浮的一层油，得米中金气，最有养肺生津之功。小米色黄，得土气，最养脾胃，中医五行讲土为金木，培土可以生金。

当然秋季也有很多的禁忌，在这简单给家长总结一下日常生活的误区。

1. 孩子不能多吃螃蟹。秋季聚餐，很多家庭的餐桌上都会出现螃蟹，但不建议孩子多吃。因为螃蟹寒凉，孩子的脾常不足，多吃螃蟹容易引起身体不适。

2. 不要盲目"贴秋膘"。很多老人觉得天冷了要多吃肉，但其实孩子的脾胃功能还很弱，吃多了不易消化。秋季本来就是肠胃疾病高发期，过度进补不仅会加重肠胃负担，诱发身体不适，还会加重痰湿咳嗽的症状。

3. 过早多穿衣服。很多家长觉得孩子一定不能着凉，于是很早就给他们穿上了厚外套甚至秋裤。在寒露之后，可以适当加衣，但这时候让孩子感受一些凉意，既可以让毛孔收缩，起到收敛阳气的效果，又可以顺应节气变化。

立秋

推拿＋饮食，预防孩子呼吸系统疾病

立秋为秋季的第一个节气，此时阳气渐收、阴气渐长，是阳盛逐渐转变为阴盛的节点。但天气依旧炎热，要到秋分的时候，才算完全凉爽，而且立秋后的八月是多雨的季节，湿气更大。

俗话说，七月的风，八月的雨，别让湿气困住脾。意思就是说，八月份，雨水增多，但是天气还没有凉爽，气温还是很高，人体的毛孔依然是打开状态，此时湿气很容易钻到我们的身体中。如果此时不注意，就会在秋天产生一系列问题。

接下来主要给大家讲一讲，每年的八月初，也就是夏末初秋时，家长们在养护上经常会出现哪些误区？立秋应该给孩子用哪些保健的推拿手法？食疗方面应该注意什么？

讲讲立秋后，家长们容易出现的养护误区

第一个误区，盲目"贴秋膘"。秋天来了，大家脑子里第一个反应是"贴秋膘"。"贴秋膘"是老祖宗传下来的规矩，不"贴秋膘"总觉得少点什么。但是今天我想说的是，所有的习俗，都在随着社会的发展而演变。"贴秋膘"习俗的由来，首先是因为过去物质比较匮乏，人们一年到头只有逢年过节时才能吃到肉。其次是夏季天热人胃口不佳，缺乏食欲，会导致缺乏营养。于是，当时的人们就有了需要"贴秋膘"的由头。

但是随着社会经济发展水平大幅提高，物产也丰富了，"贴秋膘"可能已经成了伪命题。现在大部分的小朋友，都处于一个能量过剩的状态，所以我们根本不需要在这个时候贴秋膘。

春生、夏长、秋收、冬藏。收，意为收敛，真正收的状态就是要以通为补。举个例子，秋天了，树叶发黄掉落，这个时候再去给它施肥，是不是吸收不了反而成了负担。小朋友也是一样的。

秋天最容易秋燥，阳气内收，这时候一顿大肉下去，简直就是在体内的阳气上浇了一把滚烫的热油。很多孩子第二天就开始咳嗽、积食，甚至发热。所以在立秋后，家长们不要再盲目给孩子贴秋膘了。

第二个误区，秋季孩子咳嗽时，盲目给孩子吃止咳药。秋季是孩子咳嗽的多发期，这是因为秋季金气当令，中医认为，肺主气，主管着呼吸。

秋金入肺，肺气引着阳气上行，浊阴下沉。我们会总觉得口渴，总想喝水，水喝多了呢，身体的很多毒素自然会随着大小便排出去。身体健康阳气旺盛的人，会明显觉得秋天的大小便次数增多了。

除了大小便，我们的呼吸系统也可帮助身体排毒。很多孩子一进入到秋天就干咳，或者流鼻涕，那么家长就要反思一下了，是不是夏天给孩子冰激凌吃多了，空调吹多了，寒气堆积在体内了呢？因此，秋天的时候，如果孩子出现咳嗽或者鼻炎，家长一定不要盲目给他们吃止咳药，以免使本来应该让身体排出的代谢物积存在体内。我们可以通过饮食或是推拿的手法，帮助他们的肺发挥宣发肃降功能，使身体处于一个正常的循环状态。

讲讲立秋可以给孩子做的一些推拿手法

脾为生痰之源，肺为贮痰之器。要想孩子的呼吸系统在秋天保持健康，就要在夏末初秋之际祛湿健脾。

接下来就按照日常推拿的顺序给大家讲一讲立秋后的家庭推拿手法。

清补脾

位置：在孩子大拇指的桡侧。

方法：从指根到指尖来回推，两只手各操作3分钟。

作用：促进脾胃运化，能起到平补平泻的效果。

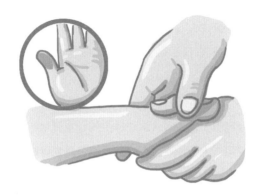

清补脾

无论孩子的脾胃是一个什么样的状态，都可以放心操作清补脾，因为清补脾主要起到的作用是刺激运化。脾胃是孩子的后天之本。脾主所有五谷精微的运化，包括水湿，所以脾胃的代谢状况好了，孩子的正气就会足，也会非常健康。

按揉二马

按揉二马

位置：在孩子手背小指和无名指之间的指掌关节后的凹陷处。

方法：两只手各按揉3分钟。按揉的时候会有微微的酸胀感，所以家长在操作时，要注意力度。

作用：滋阴补肾，顺气散结，利水通淋。

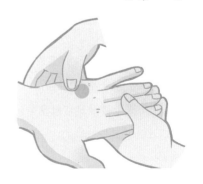

🖐 清天河水 🖐

位置：在孩子的小臂上方，手心向上，掌侧腕横纹中点到肘横纹中点的连线。

方法：从腕横纹推向肘横纹，两只手各操作3分钟。

作用：清热滋阴。

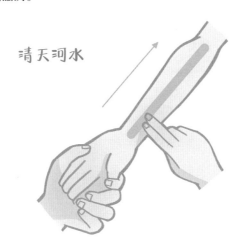

清天河水

🖐 按揉足三里 🖐

位置：在孩子的外膝眼下三寸，用孩子的手指量，四指并拢为三寸，即食指按在外膝眼上，小指所在的位置就是足三里。

方法：两条腿各按揉3分钟。按起来会有一种微微的酸胀感，所以按时要注意力度。

作用：健脾和胃，让孩子的脾胃蠕动强壮有力。

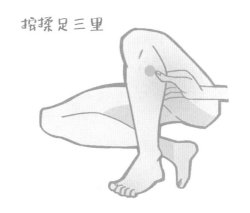

按揉足三里

✋ 搓涌泉 ✋

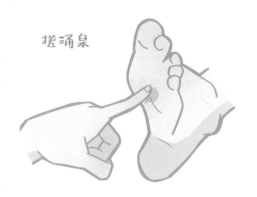

搓涌泉

位置：在孩子脚底的上三分之一处，脚底板下面有一个很像人字的纹路，这个人字的交点处就是涌泉穴。

方法：按揉或是上下搓都可以，两只脚各操作 3 分钟。

作用：祛湿、养心、安神、滋阴、补肾。

涌泉穴又被称为第二心脏，经常泡一泡脚或搓一搓涌泉，对健康十分有利。搓涌泉既可以滋阴引热下行，又可以起到固元补肾的作用。

以上，就是立秋之后可以给孩子做的推拿手法。家长可以在立秋节气连推三天，接下来每周推一两次，就可以很好地帮助孩子祛除夏末的湿热。

在操作过程中，家长们需要注意的是：

（1）孩子饭前后 40 分钟内不要操作；

（2）在操作时家长们要剪干净手指甲，做好手部清洁，沾上一些按摩油或温水等，不要划伤孩子娇嫩的皮肤。

立秋后，应该给孩子吃什么？

先给大家说一个顺口溜，"吃果不吃瓜，食酸不食辣，一碗百合鸭，秒解初秋乏"。其实，民间有立秋咬瓜的习俗。立秋咬瓜不是说让大家去吃西瓜，而是吃一些利湿健脾的瓜，比如冬瓜、南瓜等。

秋季是蔬菜瓜果成熟的季节。我们可以吃一些葡萄或石榴等，因为偏酸的水果，可以起到收敛的功效。但是切记，如果孩子咳嗽了，就不要吃水果了。同时，入秋后，一定要少吃辛辣刺激的东西。这时阳气内收，燥热的辣食一旦吃进去，五脏肯定是不得消停的。

那么，立秋应该吃点什么呢？给大家推荐一款既有肉，又能清补的食疗方——芡实百合鸭。

芡实百合鸭

材料：鸭子、百合、芡实、玉米、姜和盐。

做法：

（1）鸭子去皮，下冷水焯，加入葱姜，15分钟后捞到汤锅中。

（2）汤锅中加入芡实、玉米、玉米须，之后加水，上锅炖。大火转小火。

（3）1个小时后，放入干百合30克，再小火炖1小时。

（4）放入适量的盐，再炖半小时即可出锅。

芡实玉米百合炖鸭，醇香清润，又可清润身体，非常适合此时节食用。

鸭肉性味甘、凉，有滋五脏之阴、清虚劳之热，还兼具补血行水、养胃生津、止咳息惊等功效。而且鸭肉富含B族维生素和维生素E，其脂肪酸主要是不饱和脂肪酸和低碳饱和脂肪酸，易于消化。鸭子皮下脂肪含量比较高。因此血脂高、肥胖或有心脑血管疾病的人在炖鸭子时最好去皮。

百合味甘、微苦，有补益心肺、清心安神之用，是秋季润肺佳品。

芡实被誉为"水中人参"，又俗称鸡头米，可补中益气，健脾和胃。

玉米可以给汤里面提上一丝清甜，也是非常好的食材。做芡实百合鸭的时候可以将玉米须留下，打成节，与其他食材一并炖煮，可以起到更好的祛湿功效。

百合水

材料：干百合30克。

做法：将干百合30克放入养生壶中，加入2升水，煮20分钟就可以喝了。

功效：润肺养颜。

百合可以清心火，润肺气，对脾胃没有任何负担，不怕喝多了湿气大。以上即是秋天很好、很简单的食疗方。芡实百合鸭立秋当天可以吃。百合水每周可喝两三次。

🍁 处暑 🍁

远离秋季腹泻、感冒等病症，勿让孩子贪图寒凉

处暑，二十四节气之第十四个节气。斗指戊（西南方），太阳黄经为150度，于每年公历8月22日—24日交节。据《月令七十二候集解》中说："处，去也，暑气至此而止矣。"意思是炎热的夏天将过去，到此为止了。

"一场秋雨，一场寒。"初秋早晚温差变大，且雨水多。这个时候湿寒非常容易侵入体内，引起秋季腹泻、感冒等病症。所以此时给孩子正确的养护，尤为关键。

大家都知道中暑，但是中暑有阴阳二种，不可不辨。初秋天气虽有了凉意，但末伏并未完全过去，所以形成了一种初秋独特的气候现象——白天天气炎热，早晚却比较凉。昼夜温差大，皮肤腠理开合频繁，此时如果贪图寒凉，一热一凉之间虚邪贼风便有机可乘。所以这个季节，是阴暑多发的时候。

中医认为阴暑是"静而得之""避暑乘凉得之"。阴暑通常由以下情况引发：快速饮入大量冷开水或冰镇饮料，午休时、夜间睡眠吹风纳凉，等等。

阴暑症状——腹痛腹泻、全身酸痛、发热恶寒、恶心呕吐、神疲倦怠、发高烧等。无论大人还是小孩都需要注意。

秋雨过后，天气转凉，且经过一夏天的上蒸下煮，新湿旧湿一起夹击，祛湿绝对不能停。"脾为生痰之源，肺为贮痰之器"，此时湿气不去，就会为秋冬的肺部疾病埋下祸根。所以，建议家长们给孩子做一下祛湿健脾的推拿。

❦ 清补脾 ❦

位置：在孩子大拇指的桡侧。

方法：指根到指尖来回推，两只手各操作3分钟。

作用：刺激脾胃运化。将那些代谢不掉的热量通过运化代谢出去。这个穴位平补平泻，无论是脾胃旺还是脾胃虚的孩子，都可以用来刺激脾胃的运化，加强运化能力。

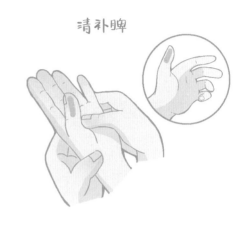

清补脾

❦ 掐四缝 ❦

位置：在孩子手心一面的食指、中指、无名指、小指这四个手指的第二指关节处。

方法：家长可以用指甲按一按，再揉一揉，从食指到小指来回操作3遍，两只手都要做。

作用：刺激脾胃运化，促进食欲，消积食。

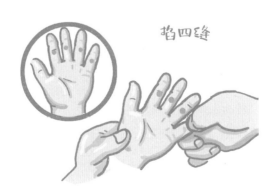

掐四缝

☙ 按揉二马 ☙

位置：在孩子手背无名指和小指之间的掌指关节的凹陷处。推拿时找到这两个手指的缝隙，顺着缝隙向前推，有个坑，那就是二马穴了。

方法：两只手各按揉3分钟。

作用：顺气散结、清神、利水通淋。

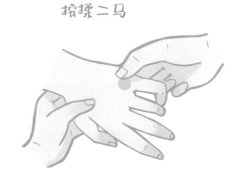

按揉二马

☙ 按揉足三里 ☙

位置：在孩子外膝眼下三寸，用孩子的手指量，四指并拢为三寸，即食指按在外膝眼上，小指所在的位置就是足三里。

方法：两条腿各按揉3分钟。

作用：健脾和胃，升发胃气，燥化脾湿。

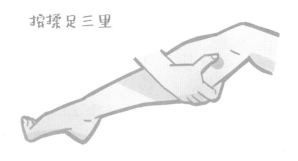

按揉足三里

当然，孩子脾胃的调养，也离不开饮食上的调理。那么接下来就让我们看看处暑时节，饮食上的讲究吧。

处暑吃鸭，无病藏家。吃果不吃瓜，食酸不食辣。山药茯苓粥一碗，全家一起笑哈哈。

处暑吃鸭。夏去秋来，气候由炎热变得凉爽宜人，人体出汗也明显减少，人的机体进入了一个周期性的休整阶段，此时的人们会感到很疲惫，这是不同季节人体的自然生理反应。而鸭肉具有滋五脏之阴、清虚劳之热，还兼具补血行水、养胃生津、止咳息惊等功效。所以我们古人有处暑吃鸭的习俗！

吃"果"不吃"瓜"。民间有句俗语说"秋瓜坏肚"，意思是一些美味的瓜类多属阴寒性质，吃多了会损伤脾胃，因此要适可而止。秋季我们可以适当吃一些苹果，因为它的果胶可以双向调节肠胃。

食酸不食辣。酸味有润肺收敛的作用，而秋季需要的就是固护肺阴。同时，这个时节不吃或少吃辛辣烧烤类的食品，因为此类食物会加重秋燥对人体的危害。

给大家推荐一款很适合秋天的食疗方——山药栗子粥。

山药栗子粥

材料：山药 300 克，熟栗子 100 克，大米 40 克，糯米 60 克，枸杞 10 克，红枣 7 枚。

做法：

（1）山药去皮，红枣洗净，栗子去皮。山药切成均匀大小的块。锅里放水，把大米和糯米淘洗干净后放入锅中。放入山药和红枣。

（2）煮到 40 分钟时放入栗子和枸杞，再煮 10 多分钟即熟。

功效：山药健脾，栗子补肾，两者煮粥，可取健脾补肾、和胃理肠之效，既治腰痛，又止腹泻。

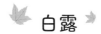
白露
健脾润肺做得好，咳嗽、便秘、鼻炎不来找

白露，是秋季的第三个节气。时至白露，清晨的露水是水汽在地面或近地物体上凝结而成的水珠。白露预示着天气已经转凉，白天有阳光时天气尚热，但夜晚已有凉意。此时，昼夜温差可达十多摄氏度。

俗语云："处暑十八盆，白露勿露身。"这两句话的意思是说，处暑仍热，每天须用一盆水洗澡，过了十八天，到了白露，就不要赤膊裸体了，以免着凉。

虽然寒露是秋季由热转凉的转折点，但家长们不要盲目给孩子添加衣服。

误区

家长们总觉得，热着总比冷着好，所以有的家长就开始给孩子们穿上厚衣服，甚至穿秋裤。结果孩子在学校玩了一会儿就满身是汗，被风吹一吹反而感冒了。

正确的穿衣方法

第一，孩子同大人一样穿衣即可，而且他们比大人的运动量大，更需要散热。

第二，根据孩子后颈部的温度判断孩子是否需要添衣。

第三，洋葱式穿衣法。短袖加薄外套，方便穿脱，真到天气冷了，两件薄衣服叠加其实比一件衣服更加保暖。所以秋季家长要根据气温的变化，及时地给孩子增减衣物。当然，孩子到了这个季节，也容易出现咳嗽、鼻炎等常见病症。

秋季天气干燥，北方多地还有雾霾，孩子的肺部发育还未完全，非常容易引发咳嗽的现象。肺连接着人体的呼吸系统和鼻腔，孩子若是肺气不宣，鼻炎也会在这个时候反复发作。有的孩子晨起还会流鼻血，这是毛细血管干燥的症状。中医讲，肺与大肠相表里。也就是说，肺部如果燥热，还会影响大肠的运化，肺部干燥了，大便也会随之变得干燥。

　　咳嗽、鼻炎、便秘，是我们在秋季要着重给孩子预防的疾病。我们可通过几种推拿手法，帮助孩子健脾润肺。

　　平肝清肺

　　位置：在孩子掌面食指和无名指的指尖到指根处。肝经在孩子的食指螺纹面，肺经在孩子的无名指螺纹面。

　　方法：从指根推向指尖，轻快柔和。孩子的手比较小，我们可以两个穴位一起操作。

　　作用：平肝火，宣肃肺气。

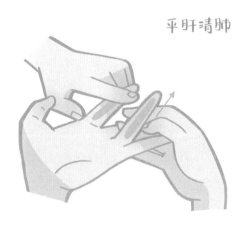

平肝清肺

推四横纹

位置：在孩子手心这一面的食指、中指、无名指和小指的指根与手掌连接处。

方法：从食指到小指来回操作3分钟，家长可以用拇指指腹沿着穴位来回推，两只手都要做。

作用：宽胸理气，止咳平喘。

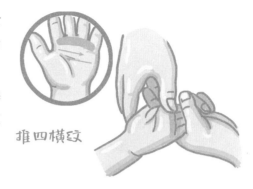

推四横纹

取天河水

位置：在孩子小臂的正中，腕横纹到肘横纹的一条直线。

方法：从肘横纹推向腕横纹，向下推，两只胳膊，各操作3分钟。

作用：滋阴清热。

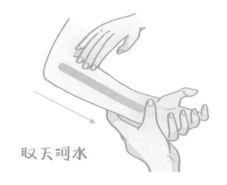

取天河水

工字搓背

位置：在孩子的背部，肩胛骨呈一直线，脊柱呈一条直线，尾骨呈一直线，是一个工作的"工"字。

方法：沿两肺俞连线横搓，沿督脉上下搓，包含两侧膀胱经，沿八髎穴横搓，掌根或小鱼际用力，

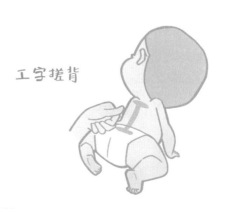

工字搓背

搓热即可。

作用：养肺行气，强身健体。

 顺摩腹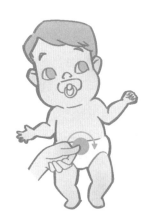

位置：孩子肚脐周围。

方法：顺时针揉孩子的肚子。建议家长在孩子睡之前，给他们轻柔而有渗透力的按摩5~10分钟，有助于改善孩子的睡眠。睡得好了，排便也会变得规律。

作用：帮助孩子肠道蠕动，更好地运化体内该代谢或排出的物质。

顺摩腹

除了以上推拿手法，推荐家长平时给孩子多吃一些白色的食物，如芡实、山药、大米、银耳等。这些食物易入肺经。还可多做一些有助于滋阴润肺的粥、汤给孩子喝。

秋分

防燥养肺四要点：穿衣、饮食、睡眠、推拿

所谓秋分，既有平分秋天，又有平分白天和黑夜之意。秋分过后的黑夜时长将逐渐超过白天的时长。

秋天是一个非常"燥"的季节，空气中水分缺乏，自然界呈现一派干枯收敛的景象。秋分前，以温燥为主；秋分后，凉燥渐长，燥气太过，即成燥邪。

秋分开始，燥气渐盛，若体内正气不足，则易感邪而生病。燥气与肺金相连，燥邪所伤，首在肺脏。表现在小朋友们身上就是感冒、扁桃体炎、气管炎、鼻炎和肺炎等多种呼吸系统疾病。所以，秋分之后就要开始防燥养肺了。

肺在人体中具有很重要的地位。

表现在呼吸上：人的呼吸由肺所主，调息能清肺、润肺、养肺。

表现在声音上：肺为五脏之华盖，声音由肺而出。

表现在皮肤上：皮肤赖肺以润泽，肺主皮毛。

表现在二便上：饮食中的浊气凭肺以降，大肠开合由肺所司。

所以，秋天是养肺的季节。家长们要知道，肺喜润恶燥，喜温恶寒，一旦燥了、寒了，就会影响它的宣发肃降。以下就从日常生活中来讲一下，如何正确防燥养肺。

穿衣上我们该注意什么？

俗话说"春捂秋冻"，秋分后天气渐凉，但不要给孩子们骤然加衣太快，感受一下秋天的凉气，有助于让身体跟上自然的步伐，从而帮助机体阳气敛降。

但下半身最好不要受凉，尤其是足底要暖，以免寒从脚走。上半身适当凉些，但以舒适和不感冒为度。

饮食上我们该注意什么？

孩子们此时应注意养阴生津。秋高气爽，孩子们在户外运动大汗淋漓后，及时给他们补充收敛、生津液的水分和食物，比如可以适当吃点葡萄，熬点梨水，或是大米汤，寒凉之物要少吃。

秋后夜跑非常伤身体。家长要停止夜跑，户外运动以散步、站桩、打羽毛球、放风筝等为主。周末时可以带孩子去爬山，呼吸高处的空气，这对养肺清肺也有很好的效果。

睡眠上该注意什么？

秋分后，午后就不容易犯困了。为了保证我们可以早睡早起，午休可以适当取消。早睡可以顺应阴精收藏，以养肾气；早起则顺应阳气舒长，使肺气宣畅。同时，秋分后，燥气生，一组润燥、宣肺、健脾的推拿手法可以给孩子们做起来了。建议家长每周给孩子推拿三四次。

润燥推拿手法如下

❂ 取天河水 ❂

位置：在孩子小臂正中，腕横纹到肘横纹的一条直线。

方法：从肘横纹推向腕横纹，向下推，两只胳膊各操作3分钟。

作用：滋阴清热。

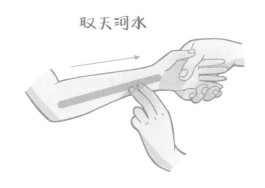

取天河水

🖐 搓涌泉 🖐

位置：在孩子脚底的上三分之一处，脚底板下面有一个很像人字的纹路，这个人字的交点处就是涌泉穴。

方法：按揉或者搓一搓都可以，两只脚各3分钟。

作用：补肾固本，滋阴化燥，安神助眠。

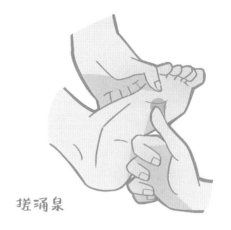

搓涌泉

宣肺推拿手法如下

🖐 平肝清肺 🖐

位置：在孩子掌面食指和无名指的指尖到指根处。肝经在孩子的食指螺纹面，肺经在孩子的无名指螺纹面。

方法：从指根推向指尖，需轻快柔和。孩子的手比较小，我们可以两个穴位一起操作。

作用：平肝火，宣肃肺气。

平肝清肺

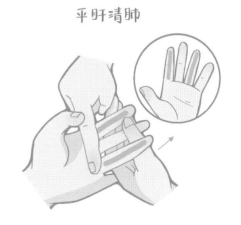

💨 工字搓背 💨

位置：在孩子的背部，肩胛骨呈一直线，脊柱呈一条直线，尾骨呈一直线，是一个工作的"工"字。

方法：沿两肺俞连线横搓，沿督脉上下搓，包含两侧膀胱经，沿八髎穴横搓，掌根或小鱼际用力，搓热即可。

作用：养肺行气，强身健体。

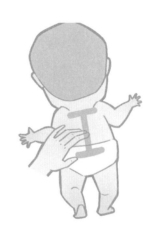

工字搓背

健脾推拿手法如下

💨 按揉天枢穴 💨

位置：在孩子肚脐旁开两寸处，左右各一。

方法：用两手大拇指或食指、中指同时按揉3~5分钟。

作用：疏调大肠，理气消滞，调和阴阳。

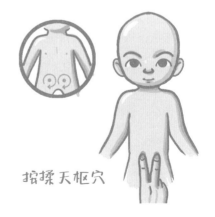

按揉天枢穴

按揉足三里

位置：在孩子外膝眼下三寸，用孩子的手指量，四指并拢为三寸，即食指按在外膝眼上，小指所在的位置就是足三里。

方法：两条腿各按揉3分钟。

作用：健脾和胃，升发胃气，燥化脾湿。

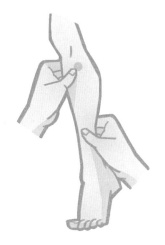

按揉足三里

此时，养阴润燥、补气益胃的食物主要是大米粥和小米粥。秋天白色入肺，米粥可谓是老少咸宜的百姓参汤。在熬粥的时候，还可以放点百合，更能起到养心润燥的作用。

经常伏案工作的妈妈们，到了秋天可能还会有失眠、脱发的烦恼，可以在熬粥时加入五六颗鲜桂圆。熬好的粥香香甜甜，还能起到安神助眠的功效。

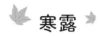

寒露

凉燥咳嗽离不开的推拿手法和食疗方

每年公历的 10 月 7—9 日，寒露节气到来。寒露是反映气候变化特征的节气。进入寒露，气候从凉爽过渡到寒冷，俗语言："寒露寒露，遍地冷露。"此时地面的露水寒光凛然，气温骤冷，大家一定要注意保暖。

古有"白露身不露，寒露脚不露"的讲法。根据中医"春夏养阳，秋冬养阴"的养生理论，这时人们应养阴防燥、润肺益胃。自然界中，阴阳之气开始转变，阳气渐退，阴气渐生，人体的生理活动也要适应自然界的变化，以确保体内的阴阳平衡，这时节应注意养生。

登高望远赏美景

秋游是一种非常好的活动形式，既可调节精神，又可强身健体。这个季节，家长们可多带孩子到户外走一走，爬爬山，而且爬山对宣肺、清肺具有很好的效果。

勤喝水，多睡觉

寒露过后，孩子的生物钟需调整一下，要比夏天提前一小时入睡，这样不仅可以缓解秋日寒冷带来的燥气，还可以使孩子们精神抖擞。

早起后，可以有意识地咳嗽几声，或是哈哈大笑几下，将一晚上的肺部浊气排出去。

食疗方面——莲藕雪梨水

寒露后天气渐冷，空气干燥，很多孩子容易出现燥咳、大便变干、口干舌燥等症状，单纯的喝水解决不了任何问题，建议家长给孩子多吃一些养阴清火润肺的食物。

李时珍在《本草纲目》中称藕为"灵根"，藕味甘、性寒、无毒，为祛瘀生津之佳品。"女子三日不断藕，男子三日不断姜"，是民间古老的保养之道。而且莲藕生吃清热润肺、凉血消瘀；熟藕，其色由白变紫，健脾开胃、止泻益血、安神健脑，是一种很好的补品。

秋季干燥，肺部易生燥热，热邪无法通过毛孔、汗液散发出去，转而积聚在体内。此时喝一些莲藕雪梨水，能起到很好的润肺滋阴的作用。而且这款食疗方尤其适合具有以下症状的孩子和大人喝：眼屎多，口气重，咽喉痛，口唇发红、舌尖红，小便黄、大便干燥。

寒露时节的养生推拿手法

取天河水

位置：在孩子的小臂正中，腕横纹到肘横纹的一条直线。

方法：从肘横纹向腕横纹推，向下推，两只手各操作3分钟。

作用：滋阴清火。

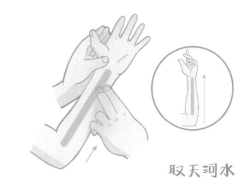

取天河水

☙ 搓涌泉 ☙

位置：在孩子脚底的上三分之一处，脚底板下面有一个很像人字的纹路，涌泉穴就在这个人字的交点处。

方法：按揉或者搓搓都可以，两只脚各 1 分钟。

作用：补肾固本，滋阴化燥，安神助眠。

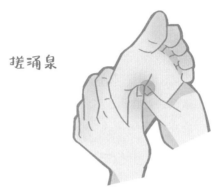

搓涌泉

☙ 按揉迎香 ☙

位置：在孩子的鼻翼两侧，鼻唇沟内。

方法：用手给孩子按揉 1~3 分钟，家长也可以用热毛巾热敷一下孩子的鼻子，缓解他们的不适。

作用：缓解感冒鼻塞的症状。

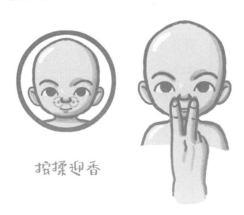

按揉迎香

🖐 工字搓背 🖐

位置：在孩子的背部，肩胛骨呈一直线，脊柱呈一条直线，尾骨呈一直线，是一个工作的"工"字。

方法：沿两肺俞连线横搓，沿督脉上下搓，包含两侧膀胱经，沿八髎穴横搓，掌根或小鱼际用力。家长要把手搓热后再给孩子进行推拿。

作用：养肺行气，强身健体，推拿时搓热即可。

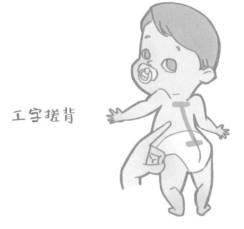

工字搓背

以上穴位建议家长每周给孩子操作3~5次，可以起到很好的滋阴宣肺的作用。

再给大家一个大人孩子都非常喜爱的食疗方：

香菇木耳炒鸡柳

材料：鸡胸肉200克、木耳（水发后）100克、香菇（水发后）100克、葱段15克、蒜头（去衣拍碎）15克，盐、糖、生抽、米酒、花生油各适量。

做法：

（1）鸡胸肉洗净切条，以盐、生抽、花生油拌匀，平底锅煎香备用。

（2）开锅下油，下鸡柳大火翻炒，倒少许米酒，加入香菇和木耳继而以少许生抽继续翻炒，盐、糖调味，炒匀即成。

功效：香菇富含维生素、木耳富含铁质，与鸡肉配搭，营养相宜，且鸡柳经过先煎后炒的制作手法，更容易突显风味。香菇、木耳和鸡肉一起吃，更好消化，对于促进食欲调理体质有好处，非常适合寒露季节一家人围坐在一起，配上香甜的大米饭共同食用。

莲藕雪梨水

（1）将莲藕洗净，切成小块。

（2）将雪梨洗净，去皮去核后切成小块。

（3）锅内加水，将莲藕和雪梨以1：1的比例下入锅中。

（4）煮半小时即可，可适当加入点冰糖，清甜可口。

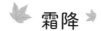

霜降
外御寒、内清热，孩子少咳嗽、便秘

霜降，是秋季最后的一个节气。霜降之后，秋天正式结束，寒冷的冬天就要来了。

霜降时节是秋冬气候的转折点，也是阳气由收到藏的过渡，养生应注意做好"外御寒，内清热"。此时，大人容易出现神疲乏力、注意力差、易烦易躁，以及眼睛干涩、喉痛唇干等症状。孩子们容易出现咳嗽和便秘。

所以不管大人还是孩子，霜降时节养护的关键都在于：养阴润肺、安神定志、收敛阳气。

民间有句谚语"一年补透透，不如补霜降"，足见这个节气对人们的影响。防秋燥、防秋郁、防寒是霜降期间的健康防护重点。此时宜平补，尤其应健脾养胃。孩子的脾胃较为敏感，切不可过多摄入肥甘厚腻的食物，以及高热量的蛋糕、膨化食品等。

霜降时节的小儿推拿手法

清补脾

位置：在孩子大拇指的桡侧。

方法：指根到指尖来回推，两只手各操作 3 分钟。

作用：刺激脾胃运化，将那些代谢不掉的热量通过运化代谢出去。这个穴位平补平泻，无论是脾胃旺还是脾胃虚的孩子，都可以用来刺激脾胃的运化，加强运化能力。

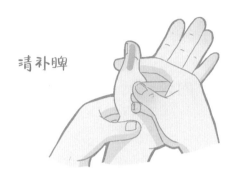

清补脾

☙ 平肝清肺 ☙

位置：在孩子掌面食指和无名指指尖到指根处。肝经在孩子的食指螺纹面，肺经在孩子的无名指螺纹面。

方法：从指根推向指尖，因孩子的手比较小，可以两个穴位一起操作。

作用：平肝火，宣肃肺气。

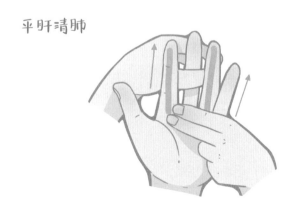

平肝清肺

✋ 按揉百会 ✋

位置：孩子头顶正中线与两耳尖连线的交点处。

方法：顺时针慢慢按揉1~3分钟。切记，囟门没有闭合的孩子不要操作。

作用：安心志，助睡眠，健脑益智。

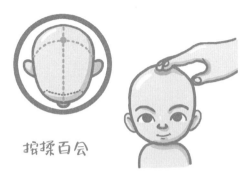

按揉百会

✋ 搓涌泉 ✋

位置：在孩子脚底的上三分之一处，脚底板下面有一个很像人字的纹路，涌泉穴就在这个人字的交点处。

方法：按揉或者搓搓都可以，两只脚各1分钟。

作用：补肾固本，滋阴化燥，引热下行。

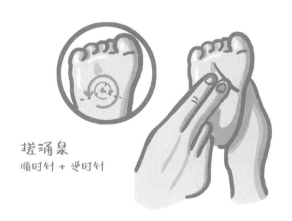

搓涌泉
顺时针 + 逆时针

霜降时节，止咳、除霾的食疗方：

养阴润肺抗霾蒸梨

——方自张宝旬先生

材料：黑芝麻适量、雪梨2个、红枣2颗、冰糖适量。

黑芝麻有补肝肾、滋五脏、益精血、润肠燥等功效。

雪梨有润肺清燥、止咳化痰、养血生肌等功效。对急性气管炎和上呼吸道感染患者易出现的咽喉干、痒、痛，以及音哑、痰稠、便秘、尿赤均有良效。

红枣有健脾益胃、补中益气和养血安神等功效。

做法：

（1）雪梨清洗干净，沿着上边大约1/3处切开，留盖，用小勺挖去核。

（2）红枣洗干净，去核。

（3）在雪梨的中间放入红枣、黑芝麻、冰糖，封梨盖。

（4）将处理好的梨放入炖盅内，隔水炖约1小时，炖至梨熟透即可食用。

功效：润肺止咳，抗雾霾。

如何应对秋季发烧、腹泻、流感等常见病

发烧、腹泻、流感，如何破解这些开学病

每年9月初是孩子们返校开学高峰季，这个时间也是处暑节气刚过，夏秋交际的时节。很多孩子没上几天学，就开始出现咳嗽、感冒、发烧、腹泻等病状。

为什么孩子一开学就容易出现这些症状呢？怎么才能提前进行有效预防呢？提升孩子抵抗力的方法有哪些呢？希望本节内容，能回答您心中的这些疑问。

开学病的三大常见原因

一、分离焦虑症

常见于第一次上幼儿园的孩子们。孩子从出生到上幼儿园之前，面对的人群相对单一，也比较自由，没有束缚感。上幼儿园后，从家庭生活过渡到集体生活，面对新的环境和陌生的人，会有束缚感，难免产生焦虑和抵抗的情绪。

入园前期，孩子与家长一分开就会哭闹，这种情绪会使孩子肝火旺盛，从而影响到孩子的消化系统，导致孩子脾胃不和，抵抗力下降。孩子抵抗力一弱，就容易生病。

二、开学综合征

孩子们已经在家休息了一个暑假，一旦开学，生物钟、作息全都要改变，这些就会导致孩子着急上火，睡卧不安，胃肠功能紊乱等，从而容易生病。

三、流行病症

开学的时间正是夏秋交际，也是轮状病毒、诺如病毒的高发期。孩子因开学导致的上火、焦虑、睡不好、肠道功能紊乱，都会让他们抵抗力下降，进而增加互相传染的概率。

开学病不是病，做好预防很重要。

开学病，其实不是一种病。它是孩子入学或入园这个阶段多发的一种症状。中医有句话"正气存内，邪不可干。邪之所凑，其气必虚"。意思是说，人的体内正气充足的话，就不怕外界的邪气感染，而自身的元气不足，就难以抵抗外来的侵袭了。所以想要有效预防，一方面要提升孩子们的抵抗力，另一方面需要家长们早发现、早干预。

想要预防疾病，就要学会观察。

如果家长们可以及时发现孩子们的小变化，早些干预、调理，就可以有效地预防疾病了。以下是几个非常容易观察的表征，家长们可以学起来。

眼睛

开学前，孩子会焦虑，会产生抵抗情绪，肝火旺盛。肝开窍于目，反映在孩子眼睛上，就是孩子容易眨眼，并且早上起来眼睛周围的分泌物增多。如果家长发现，孩子开始爱揉眼睛，并且也爱眨眼，就说明他的肝火大了。这时可在饮食上做相应调整，喝点玫瑰花水，疏肝理气。

嘴巴、舌苔和口气

开学正赶上刚刚入秋，夏天的湿热过去，孩子们有胃口吃东西了。刚上幼儿园的孩子，因为在幼儿园吃饭比较早，晚上回去还要加餐，所以非常容易积食生病。如果孩子的嘴唇很红，舌苔变黄、变厚，和他说话的时候贴近闻一闻，还有股酸臭的味道，且晨起最重，那家长们一定要提高警惕了，这说明孩子已经积食了，再不加以干预，就会生病。

睡眠

中医常讲"胃不和则卧不安"。孩子晚上睡不安稳，翻来覆去折腾，蹬被子，都是脾胃内热的表现。内热则容易外感，家长一定要注意观察孩子的睡眠情况。

二便

二便，顾名思义就是大便和小便。它们可直观地反映孩子的健康问题。不管孩子在学校还是在家里，家长要及时询问孩子的二便情况，了解他们每天的排便是否规律。

家长要注意观察孩子的二便情况，看看孩子的大便是不是很正常的香蕉便，形状是否正常，有没有变干或者变稀。如果孩子的小便变少、发黄，那么就说明孩子上火了。如果孩子的大便不规律，两三天没有排便，说明孩子的大肠里有热，有积存了，这时候一定不要再给他们多吃了，否则就非常容易生病。如果孩子的大便溏稀，有可能是由消化不良或者着凉引起的，那么平时就应该注意饮食，避免腹部受凉。

开学病的推拿手法

🖐 清补脾 🖐

位置：在孩子大拇指的桡侧，指根到指尖的这一条直线就是孩子的脾经。

方法：来回推，每只手推3~5分钟。

作用：平补平泻，增强脾胃运化，健脾和胃，对运化能力减弱、消化不良、食欲不振的孩子都有很好的效果。

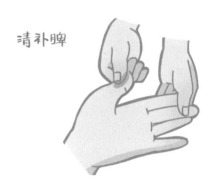
清补脾

🖐 按揉小天心 🖐

位置：在孩子手掌大小鱼际的相接处。让孩子将大拇指和小指的指肚相对，大小鱼际相交，找到那条线最下面靠近手腕的点，就是小天心了。

方法：每只手按揉1~3分钟。

作用：清心火，对睡得晚、睡不好的孩子能起到很好的效果。

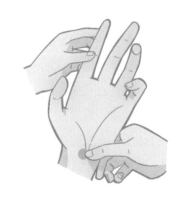
按揉小天心

🖐 平肝清肺 🖐

位置：在孩子掌面食指和无名指的指尖到指根处。肝经在孩子的食指螺纹面，肺经在孩子的无名指螺纹面。

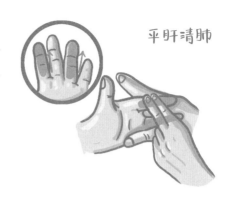

平肝清肺

　　方法：从指根推向指尖，因为孩子的手比较小，所以我们可以两个穴位一起操作。

　　作用：平肝火，宣肃肺气。

按揉足三里

　　位置：在孩子外膝眼下三寸，用孩子的手指量，四指并拢为三寸，即食指按在外膝眼上，小指所在的位置就是足三里。

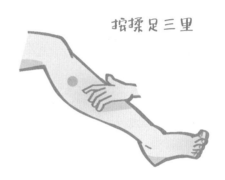

按揉足三里

　　方法：按揉1~3分钟即可。

　　作用：健脾和胃，是我们日常的保健穴位。

搓涌泉

　　位置：在孩子脚底的上三分之一处，脚底板下面有一个很像人字的纹路，涌泉穴就在这个人字的交点处。

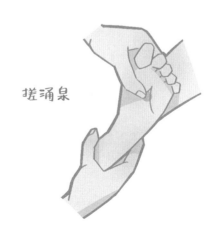

搓涌泉

　　方法：用手搓，或者按揉。

　　作用：安神养心，引热下行。

这几种推拿手法，家长可以在孩子开学前一周就操作起来。每周连续操作 3 天，能起到很好地预防、保健的作用。

操作过程中，家长们需要注意：①孩子饭前后 40 分钟内不要操作；②操作时家长们要剪短手指甲，做好手部清洁，沾上一些按摩油或温水等介质，不要划伤孩子娇嫩的皮肤；③如果孩子反复发烧 38.5℃ 以上，请一定要到医院化验血常规，排除细菌感染的可能。

除了以上几种推拿手法，家长们还要让孩子注意以下事项：

（1）饮食清淡，保证睡眠，喂养适度。（谷物为主，蔬菜为辅，八分饱）

（2）勤通风，勤洗手，避免去封闭且人流量密集的地方。

（3）勤观察，做记录。一旦发现异常，快速做好隔离。

（4）如果孩子发烧超过 38.5℃，并且精神不振，家长们一定要要带孩子去医院做检查。

给家长们推荐一款可以帮助孩子缓解开学病的食疗方：

百合银耳莲子糖水

材料：干百合 8 克，去芯莲子 10 克，银耳 8 克，冰糖适量。

做法：银耳、百合洗净泡发，莲子下锅，加约 3 碗水煮至微软，放入百合、银耳煮 10 分钟，加冰糖调味即可。

功效：养阴润肺，养心安神。

适用年龄：3 岁以上对证、少量多次分服。2~3 岁可喝糖水不吃汤渣。

百合银耳莲子糖水还能兼顾秋季护肺，为秋冬滋补提前打好基础。

家长要呵护好孩子的情志，温柔化解分离焦虑。

如何应对秋季腹泻

秋季，是轮状病毒高发期。这种病毒在小孩子体内一般有 1 至 3 天的潜伏期。发病时，大多数孩子会出现一些类似感冒等呼吸道感染的症状，比如流鼻涕、发热等，其中一些孩子还伴有呕吐症状。这些症状出现后的 12 小时至 24 小时之内，孩子开始不断腹泻，一天会拉稀七八次甚至十多次，大便像水或蛋花汤一样，大多没有特殊的腥臭味。

家长们只有全面了解腹泻，且做好充分准备，才能做到不焦虑不慌乱。以下将重点为家长们讲解秋季腹泻，主要分为三部分：第一，孩子腹泻的判断、分类与应对；第二，增强孩子脾胃功能的推拿手法；第三，对于腹泻的孩子，在饮食方面该如何护理。

腹泻的判断、分类与应对

判断孩子是否腹泻，有两个标准：①孩子大便的形状不成条了，是水样便，出现这种情况就是孩子拉稀了，此时家长就需要重视；②孩子大便次数明显增多，如果孩子单天的大便次数比往常多，那么家长也需要注意。

在这里，要强调一下：孩子的情况，要根据他自身的情况来对比，比如母乳喂养的孩子大便次数本身就会比奶粉喂养的孩子要多。

秋季，孩子比较容易患有以下几种腹泻。

第一种，感染性腹泻。

秋季，比较多发的是病毒性感染性腹泻，比如轮状病毒、诺如病毒、肠道腺病毒等引发的腹泻，那么这些病毒性感染性腹泻的特点是什么呢？

（1）秋季腹泻发病的季节性比较强，通常在秋冬季节多发。

（2）发病的年龄阶段较窄，秋季腹泻的易感人群是6个月到2岁的婴幼儿。小于6个月的婴儿，由于能受到从母体所获得的抗体的保护，不易被感染。2岁以上的儿童，消化功能和免疫系统逐步完善成熟，并且已经接种疫苗，也很少患秋季腹泻。

（3）患有轮状病毒腹泻的孩子，拉得很稀。做大便常规检查时，红白细胞不是很多，有可能是正常的，但是做轮状病毒检测时就可以发现病毒的存在。

患有秋季腹泻的主要症状：

（1）起病急，初期常伴有感冒症状，如咳嗽、鼻塞、流涕，绝大多数患儿还会发热。

（2）半数患儿会出现呕吐。早期呕吐先于腹泻，频繁呕吐，吐出胃内容物和奶汁，呕吐持续2~3天。

（3）孩子的大便次数增多，每日10次左右，大于3次就应考虑秋季腹泻，大便稀薄，呈乳白色、黄色或绿色蛋花汤样，偶尔带少许黏液或脓血，无特殊腥臭味。

（4）秋季腹泻是一种自限性疾病，没有特效药，多数孩子在6~7天内会自然止泻。

为了避免孩子因为腹泻出现脱水症状，从而危及生命，孩子患病期间，家长一定要密切观察孩子的情况变化，给孩子多喝些米汤，补充电解质和糖分。孩子出现哭闹没有眼泪、尿量减少、精神萎靡、嗜睡、神志不清等症状时，一定要立即就医。

第二种，食饵性腹泻。

除了感染性腹泻，还有一种非常常见的腹泻，叫食饵性腹泻，是由于饮食不当而诱发的腹泻。

举几个常见的例子。如孩子白天吃东西过多，晚上就开始发烧呕吐，第二天开始拉肚子，这是积食腹泻。如有的孩子内热咳嗽，家长给吃了小儿豉翘清热颗粒，或一些寒性助排的中药后，孩子就开始大便增多变稀。如有的孩子使用药物后，刺激了脾胃，发烧咳嗽可能好了，肠炎却犯了。

以上这些，都是引发食饵性腹泻的原因，而像吃西瓜、吃冰激凌，这些都算是食饵性腹泻的诱因。

食饵性腹泻，大便的味道比较酸臭，呈泡沫状，孩子会呈现腹胀的症状。此类腹泻也没有什么特效药，通常是孩子将不好的食物排出来才能好，所以家长不要盲目给孩子止泻。

第三种，过敏性腹泻。

2 岁以下的孩子易患过敏性腹泻，尤其是 0 到 1 岁的婴儿。母乳过敏、奶粉过敏或对某些辅食过敏，都有可能出现腹泻。

那么，该如何判断孩子是不是过敏性腹泻呢？当孩子对某种食物过敏时，就会产生胀气，如乳糖不耐受的孩子，吃完奶就胀肚，孩子的大便呈黄色，比较稀，有残渣或者奶瓣儿，严重的孩子大便会有血丝和泡泡。

当孩子出现过敏性腹泻时，应采取以下的措施：找到致敏原，避免让孩子再吃可能导致腹泻的食物。如果孩子对母乳、奶粉过敏，则可根据情况转变喂养方式或者是换成深度水解蛋白奶粉，甚至是氨基酸奶粉。腹泻严重者，要及时就医，医生会根据孩子的情况采取对症治疗。孩子在腹泻的时期，多让孩子喝温开水补充水分，避免脱水。

如果是小婴儿，那么要及时地给孩子更换尿布，适量涂抹甘油或护臀霜，避免尿布疹和局部感染。

综合以上情况，当孩子腹泻了，家长不要盲目给孩子止泻，也不要随便吃止泻药，先观察、判断一下，看孩子属于哪种腹泻。如果孩子是细菌感染性腹泻，请遵医嘱用药。如果孩子是病毒性感染性腹泻、食饵性腹泻，或是过敏性腹泻，就需要孩子依靠肠道自身的调节，且需要家长注意日常饮食及喂养。

有的家长担心孩子拉坏身体，会给孩子吃蒙脱石散（一种止泻药）。一般不建议孩子刚一腹泻就给孩子吃止泻药，因为吃药止泻，只是通过药物将本来要排出的异物形成固体堆在肠道里，让肠道静止，治标不治本。

当孩子出现腹泻症状，我们最好通过饮食和按摩的手法去干预，让孩子的脾胃自主的活动起来，加速好转。

适用于腹泻的推拿手法

清补脾

位置：在孩子大拇指的桡侧，指根到指尖这一条线上。

方法：用大拇指来回推3~5分钟，两只手都做。

作用：刺激孩子的脾胃运化，增强肠道蠕动，加速好转。

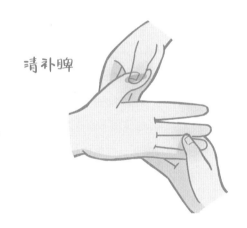

清补脾

清小肠

位置：在孩子小拇指的尺侧，从指尖到指根，这一条直线属于小肠经。

方法：从指根到指尖向外推。

作用：利尿，排出小肠中水分，止泻。

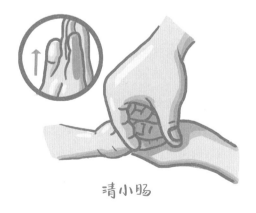

清小肠

顺摩腹

位置：在孩子肚脐周围。

方法：家长们将手搓热，顺时针慢慢地按揉 3~5 分钟。

作用：促进肠道活动，健脾和胃。

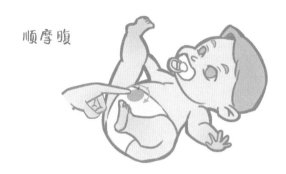

逆摩腹

位置：在孩子肚脐周围。

方法：家长们将手搓热，逆时针慢慢地按揉 3~5 分钟。

作用：止泻，先顺摩再逆摩，助运的同时能起到止泻的作用，还能促进肠道健康。

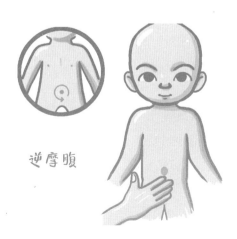

🖐 按揉足三里 🖐

位置：在孩子的外膝眼下三寸，用孩子的手指量，四指并拢为三寸，即食指按在外膝眼上，小指所在的位置就是足三里。

方法：两条腿各按揉3分钟。

作用：调和理气，增强体质，调理脾胃。

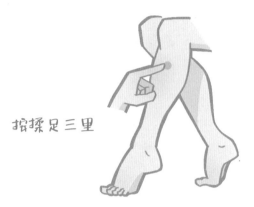

按揉足三里

🖐 按揉龟尾 🖐

位置：在孩子的尾椎骨端。

方法：用大拇指按揉1~3分钟。

作用：调理大肠功能，平补平泻，对于肠道上的问题，都有很好的缓解作用。腹泻、便秘都可以使用。

以上就是一组帮助孩子健脾助运的止泻通用手法，家长可以在孩子腹泻的时候，每天给孩子操作，连着按摩3天就会有明显的效果。

再强调一下：孩子腹泻期间，如果出现哭闹没有眼泪、尿量减少、精神萎靡、嗜睡、神志不清等症状，一定要立即就医。

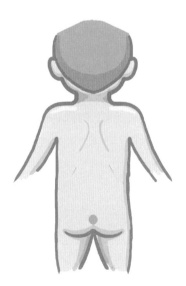

按揉龟尾

腹泻期间的饮食护理

孩子腹泻时，除了按摩，饮食也是非常重要的，接下来我们来讲一讲腹泻时孩子的饮食守则。

当孩子出现腹泻时，家长们切勿犯以下两个误区：

（1）不要盲目吃药止泻，需要针对具体情况选择药物。

（2）喝水并不能有效地补充流失的水分，要喝苹果汁或是大米汤。

孩子腹泻期间，一定不能禁食，要鼓励孩子多进食，可少量多餐。但当孩子频繁呕吐时，需要禁食，同时要立即就医。

此时孩子的饮食要以流质和半流质为主，也就是奶、米汤、粥等。如奶粉中添加了核苷酸、胆碱、牛磺酸，对增强孩子抵抗力和恢复健康都有帮助。孩子患病期间，不要吃烂饭或硬饭，避免食用过敏性食物，如海鲜、鸡蛋等；不要吃生冷的、硬的、油炸和脂肪多的食物，特别是生冷的东西。

孩子腹泻了，可以吃什么呢？

固肠食物：
蔬菜：熟胡萝卜泥、西蓝花、菜花、小白菜、莲藕、紫薯、
　　　淮山药（易过敏）、莲子。
肉蛋：牛肉、猪肝、蛋黄（易过敏）。
粮食：大米、糯米、高粱。
水果：熟苹果泥、板栗、红枣。
豆类：红小豆、赤小豆。

中性食物：
蔬菜：莜麦菜、油菜、芹菜、茼蒿、韭菜。
肉类：鸡肉、淡水鱼（易过敏）、海鱼（易过敏）、猪肉。
粮食：小麦粉。

通便食物：

蔬菜：西红柿、冬瓜、菠菜、茄子、南瓜、苋菜、生菜、西葫芦、
　　　木耳、芝麻菜、大白菜、白萝卜、黄瓜、苦瓜、圆白菜、
　　　豌豆、胡萝卜、豆腐、土豆。

肉蛋：蛋清（易过敏）、甲壳类海鲜（易过敏）。

粮食：小米、玉米、荞麦。

豆类：绿豆、黄豆（易过敏）。

水果：除熟苹果泥之外的其他水果。

注意：易过敏和生熟效果不同的食材。

　　固肠食物虽然是可以放心让患有腹泻的孩子吃的食物，但要注意标有过敏
的食物。如果孩子易过敏，就不要吃标有过敏的食物。当孩子在腹泻期间，所
吃的食物，越易消化就越好，像米粥、熟苹果泥等。

　　以上介绍完孩子在腹泻期间可以吃的食物后，接下来给大家推荐两款可帮
助孩子止泻的药食同源方。

胡萝卜泥

材料：新鲜胡萝卜适量。

做法：

（1）洗净、切碎，加水煮烂或者蒸烂。

（2）将熟透的胡萝卜捣成糊状，然后加入少量煮胡萝卜的水即可。

注意：胡萝卜泥中不能加食糖，以免加重腹泻。食用时，平均每
100毫升煮胡萝卜的水加5~10克胡萝卜泥。（煮胡萝卜的水要留作备用）

功效：胡萝卜中具有抗菌、止泻的成分，用此法辅助治疗婴幼儿
腹泻，效果非常显著。但要注意，熟胡萝卜泥可以帮助孩子治疗腹泻。
生吃胡萝卜，或者是炒胡萝卜丝反而会加重孩子的腹泻。

焦米汤

材料：米粉、糖。

做法：将米粉放在锅内用文火炒至焦黄，加少量糖和水煮沸后服用。

功效：焦米汤有一定的热能，米粉炒热后可使部分淀粉转变成糊精，利于消化吸收；炒焦后的淀粉还有吸附肠内毒素及气体的作用。

如果是感染性或食饵性腹泻，恢复周期应该在两周内。不要觉得孩子腹泻好了，就开始给他补充各种营养，吃肉、喝汤等，这样反而会再次引起孩子的肠道不适。虽然腹泻好了，但是他们的脾胃还在恢复过程中，仍然需要巩固和调理。孩子腹泻时，我们遵循的饮食守则就是吃好消化易吸收的食物，不要想着过早地补充营养。清粥小菜保平安，就是这个道理。

孩子腹泻期间，切记：①不要盲目给孩子吃药止泻，要根据情况对症处理；②喝水仅能补充水分，体内的电解质得不到恢复，要喝苹果汁或是大米汤。

小儿咳嗽的分类和推拿手法

小儿咳嗽是一种常见病，多发病。同时，也是家长们最担心的一项病症。因此，今天将为大家介绍一下小儿咳嗽的护理误区；小儿止咳化痰通用的推拿手法；小儿咳嗽的辨证治疗、附加手法和小儿咳嗽的饮食注意事项。

希望孩子再咳嗽的时候，我们可以冷静应对，少走弯路。

小儿咳嗽的护理误区

误区一：马上止咳

很多家长觉得，孩子咳嗽比较遭罪，甚至有的孩子一咳嗽，连带着吃的东西都吐了。这时家长尤其老人，就会立刻给孩子找止咳药止咳。其实，这样做是错误的。

咳嗽，是我们人体自我抵抗外邪的反应，一咳嗽就用药，会使身体无力进行排异反应。

把原本要排出体外的垃圾和病灶强行留下了，对孩子的健康非常不利。

误区二：咳出肺炎怎么办

我们经常听老人说，"孩子咳嗽得这么厉害，还不给吃药，到时候咳出肺炎怎么办"。这个逻辑其实本身就是错误的，因为咳嗽是肺炎的症状之一，但咳嗽却不是肺炎的成因。

因为害怕咳嗽引发肺炎，就盲目地给孩子用药，反而会导致耐药菌的产生。很多止咳药都是止肺热，性寒凉。如果孩子是因为风寒引起的咳嗽，再服用寒性药物，不仅咳嗽治不好，还可能会伤及脾胃。现在很多孩子腺样体肥大、患有鼻炎，这些疾病与反复上呼吸道感染密切相关。

因此，当孩子咳嗽的时候，您应该关注的是孩子"有没有痰"，而不是"马上止咳"。

误区三：怎么感觉推拿后咳嗽加重了

这是因为咳嗽咳痰有自己的发展病程，可大致分为三个阶段：

第一阶段：微咳，也就是孩子咳嗽初期，这个时候是听不到痰音的。推拿几次后开始有明显痰音，这时孩子开始排痰。

第二阶段：动痰期，一般持续 3~5 天，听到喉咙口呼噜呼噜的，痰一咳即出，说明体内正气在驱邪外出。

第三阶段：脱痰期，当痰全部排完，孩子就好了，这个时候就要以清肺止咳为主了。

所以说，如果在给孩子进行小儿推拿调理咳嗽期间，推拿几次咳痰反而增多了，说明孩子的咳嗽可能在第一阶段向第二阶段过渡。说明孩子已经靠绿色疗法抵住外邪并且快痊愈了。

小儿止咳化痰通用的推拿手法

孩子咳嗽分为风寒、风热、阴虚、气虚、积食、过敏性咳嗽六种。多数情况下家长很难区分孩子属于哪类咳嗽，所以我们先给大家介绍一组宽胸理气、止咳化痰的通用推拿手法。当孩子咳嗽时，我们就可以用以下手法帮助孩子止咳化痰。

✋ 清肺经 ✋

位置：在孩子无名指的螺纹面，也就是手心这一面的指根到指尖。

方法：用拇指指腹由指根向指尖直推，单方向操作。两只手各操作3分钟。

作用：清肺止咳，将肺部的病灶快速清出去。

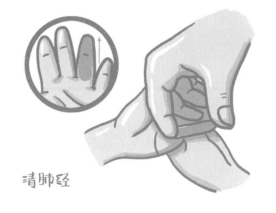

清肺经

✋ 按揉掌小横纹 ✋

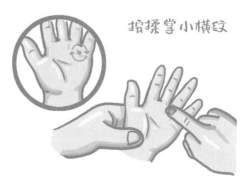

按揉掌小横纹

位置：在孩子手心的侧面，掌面小指根下，尺侧掌纹头，属于点性穴位。

方法：两只手各按揉3分钟即可。

作用：化痰。

👋 推四横纹 👋

位置：在孩子手掌面食指、中指、无名指、小指掌指关节屈侧的横纹处。

方法：四指并拢，在穴位上横向来回直推。两只手各推3分钟。

作用：宽胸理气，止咳化痰。

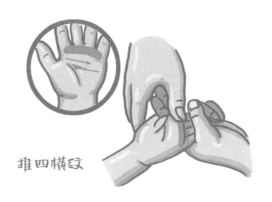

推四横纹

👋 点天突穴 👋

位置：天突的位置在孩子锁骨凹陷处。

方法：家长用点的方式给孩子操作。记住，在点的时候手指用力方向向下，尽量轻快柔和，否则孩子会不舒服。

作用：它的作用是帮助孩子缓解咽喉不适，止咳化痰，点1分钟即可。

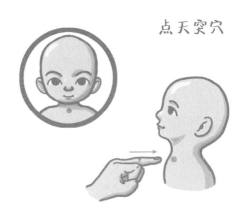

点天突穴

🖐 分推肩胛骨 🖐

位置：位于孩子的背部，两肩胛骨内侧弧线处。

方法：双拇指沿着肩胛骨内侧缘，从上往下、往两侧做分推，手指要用些力，刺激到的穴位有肩井穴、风门穴、肺俞穴等治疗咳嗽的大穴，推3分钟即可。

作用：止咳化痰，宣肺止咳。

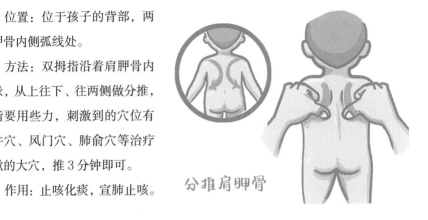

分推肩胛骨

🖐 工字搓背 🖐

位置：在孩子的背部，肩胛骨呈一直线，脊柱呈一条直线，尾骨呈一直线，是一个工作的"工"字。

方法：沿两肺俞连线横搓，沿督脉上下搓，沿八髎穴横搓，掌根或小鱼际用力，搓热即可。

作用：健体，疏通经络，止咳化痰，宣肺理气。

工字搓背

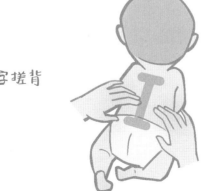

以上就是孩子咳嗽时，家长可以给孩子操作的通用推拿手法。连做3天后，孩子的咳嗽症状就能明显改善。如果想要改善咳嗽的症状效果更好，那么就要将通用手法和附加手法一起操作。

通用手法为大家介绍完了，接下来我们介绍不同症状咳嗽的附加手法。家长可以对症取穴。

小儿咳嗽的辨症及附加手法

风寒咳嗽

所谓风寒咳嗽，就是着凉引起的咳嗽，它的症状就是，孩子会恶寒怕冷，头疼鼻塞，舌苔薄白，流清鼻涕，跟感冒的症状很像。

附加手法

除了咳嗽的通用手法之外，还可以加上两个温中散寒的穴位。

♨ 按揉外劳宫 ♨

位置：在手背第三、四掌骨之间近中点凹陷处，点状穴。单手握拳，中指指尖所指的位置是内劳宫，此点的对面就是外劳宫。

方法：两只手各按揉3分钟即可。

作用：祛风通络，活血止痛。

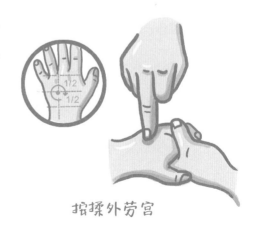

按揉外劳宫

✋ 按揉一窝风 ✋

位置：在孩子手腕背侧，腕横纹中央凹陷处。

方法：两只手各按揉3分钟。

作用：祛风散寒，宣通表里，温中行气。因着凉感冒或者着凉肚子疼都可以按摩此穴。

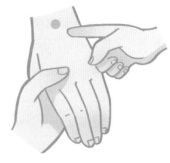

按揉一窝风

风热及阴虚咳嗽

孩子咳嗽时间比较久，并且有干咳的症状。舌苔厚腻，舌苔有地图舌的状况，花剥苔，脾气大，小便黄，大便干。这都是孩子阴虚或是风热咳嗽的症状。

这两种咳嗽虽然类型不同，但是都属于热证。除了通用手法之外，需要再加上两个滋阴清热的穴位，水补进去，热证自然好得快。

✋ 取天河水 ✋

位置：孩子小臂正中的一条直线，即腕横纹到肘横纹的一条直线。

方法：从肘横纹推向腕横纹，向下推。两只胳膊各操作3分钟即可。

作用：滋阴清热。

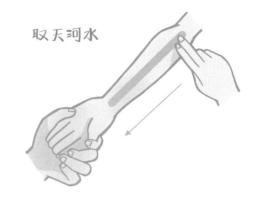

取天河水

✋ 搓涌泉 ✋

位置：在孩子脚底上三分之一
的位置，不是正中间。脚底板下面有
一个很像人字的纹路，这个人字的交
点处就是涌泉穴。

方法：两个脚各搓 3 分钟即可。

作用：补肾滋阴，引热下行。

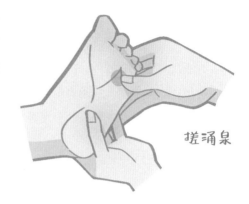

搓涌泉

积食咳嗽

积食咳嗽是孩子最多发的咳嗽之一，肺与大肠相表里。大肠里有热，肺就
会燥热咳嗽。中医里讲，脾为生痰之源，肺为贮痰之器。如果孩子脾胃内热了，
就容易上火咳嗽。

积食咳嗽除使用通用手法之外，还要用消食导滞的附加手法。

✋ 清大肠 ✋

位置：在孩子食指的桡侧。

方法：从指根推向指尖，向外
推，两只手各操作 3 分钟。

作用：消食导滞，通便。这个
穴位也适用于便秘的孩子，或者吃
多了不消化的孩子。

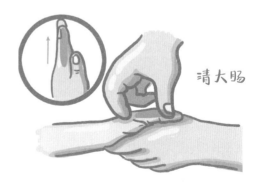

清大肠

✋ 清脾胃 ✋

位置：在孩子大拇指的桡侧和大鱼际这一条直线上。

方法：从腕横纹推向大拇指指尖。大鱼际这一节为胃经，大拇指这一节为脾经，我们连起来一起操作。两只手各揉3分钟。

作用：和胃降逆，助消化。

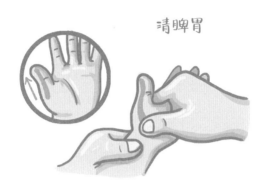

清脾胃

气虚及过敏性咳嗽

气虚和过敏性咳嗽的症状非常相似，就是孩子咳嗽反反复复不爱好，并且运动之后咳嗽更重。有的孩子只是在晚上、后半夜或是清晨咳嗽。有的还会伴有打喷嚏、流鼻涕等过敏性鼻炎的症状。

这两种咳嗽常是由于吸入刺激性气味、冷空气、接触变应原、运动或上呼吸道感染后诱发。切记：如果孩子咳嗽超过一个月，要去医院检查以判断或排除过敏性咳嗽。

气虚和过敏性咳嗽的诱因，都是身体抵抗力不足，所以我们给孩子的附加手法就是强身健体的保健手法。

🖐 按揉足三里 🖐

位置：在孩子外膝眼下三寸，用孩子的手量,四指并拢为三寸，即食指按在外膝眼上，小指所在的位置就是足三里。

方法：两条腿各按揉 3 分钟即可。

作用：经常刺激孩子的足三里穴,可使胃肠蠕动有力而规律。

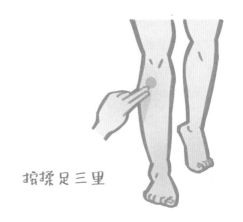

按揉足三里

🖐 顺捏脊 🖐

位置：从孩子的尾骨到大椎。

方法：大拇指向前推，食指中指向前搩。可给孩子操作 3~5 次。

作用：舒筋活络，提升正气。人体脊柱旁开有 17 对穴位，经常刺激对孩子的身体好。

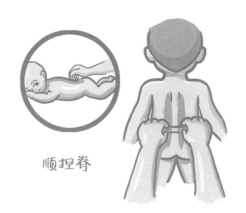

顺捏脊

以上就是几种咳嗽的附加手法,通用手法加上对应的附加手法，就是一套很完整的治疗孩子咳嗽的小儿推拿手法。

在操作过程中，家长们需要注意的是：

（1）孩子饭前后 40 分钟内不要操作；

（2）在操作时家长们要剪短手指甲，做好手部清洁，沾上一些按摩油或温水等，不要划伤孩子娇嫩的皮肤；

（3）如果孩子咳嗽并且发热在38.5℃以上，请一定要到医院化验血常规，排除支原体感染的可能。

小儿咳嗽的饮食注意事项

孩子咳嗽了，在饮食上最需要注意的就是忌口。

第一，禁食寒凉食物。例如酸奶、螃蟹、猕猴桃、西瓜等寒凉食物，孩子在咳嗽期间就尽量不要吃了。

中医认为"形寒饮冷则伤肺"，就是说身体一旦受了寒，饮入寒凉之品，会伤及人体的肺脏，而咳嗽多因肺部疾患引发的肺气不宣、肺气上逆所致。

孩子咳嗽期间，如果饮食仍过凉，就容易造成肺气闭塞，症状加重，日久不愈。

不论是儿童还是成人，咳嗽多会伴有痰，痰的多少又跟脾有关。脾是后天之本，主管人体的饮食消化与吸收。如过多进食寒凉食物，就会伤及脾胃，造成脾的功能下降，聚湿生痰。

第二，禁食肥甘厚味食物。中医认为咳嗽多为肺热引起，儿童尤其如此。日常饮食中，多吃肥甘厚味会产生内热，加重咳嗽，且痰多黏稠，不易咳出。对于有哮喘的患儿，过食肥甘可致痰热互结，阻塞呼吸道，加重哮喘，使疾病难以痊愈。所以在咳嗽期间应吃一些清淡食物。

在孩子咳嗽期间，我们尽量给他们吃一些清淡、好消化的食物，如清粥小菜。

以下就为大家推荐风寒咳嗽食疗方和风热咳嗽食疗方：

风寒咳嗽食疗方——葱白粥

　　风寒咳嗽期间饮食要以清淡为主，所以葱白粥是不错的选择，它不仅可以饱腹，还能有效缓解风寒咳嗽的症状，可取适量的生姜、连须葱白、大米、米醋，把所有食材一起放入砂锅加水熬煮成粥即可食用。

风热咳嗽食疗方——白萝卜水

　　建议直接煮一些白萝卜水，给孩子们喝，可以养肺通气，去燥热，很好地缓解热咳的症状。

4

冬季篇

冬季孩子身体健康的两大要点：藏精、藏阳

寒冷使得毛孔收缩，让人体有收敛潜藏的机会。如果一直待在温暖的环境，毛孔一直处于打开状态，会让孩子们无法藏阳，一直阳气外泄，导致身体不健康。

从中医角度来分析，冬天当冷而反热，冬不藏精，春则病温。《黄帝内经》有谓："冬不藏精，春必病温。"冬天为什么要藏精？因为冬天天气寒冷，寒则闭藏。天地之间的阳气闭藏于地下，所以地面以上会寒冷，而地下却是热的。人居天地之间，阳气逢冬天也要藏起来，藏在哪里，藏在土以下的水中，相当于肾里。冬季是孩子们最该藏精、藏阳的季节。

按中医理论，冬天由肾主时，"肾者，主水，受五脏六腑之精而藏之"。冬天藏精，其实是阳气归根，藏得越深，归根越彻底，那么，来年春天阳气升发就越有力，人体的圆运动越顺畅，人也就越健康。

🌢 藏精的关键月份

农历的十月和十一月，是藏精的关键时期。十月属亥，十一月属子。亥与子皆属水，应于冬，应于肾。这两个月是一年中最需要闭藏阳气的时间。此时火气潜伏于肾中，当养其真，以为来年木气发生之本。若此时恣意折腾，持续熬夜，过度房事，不知持养，各种戕伤元气，到了来年春天阳气轻浮，就会阳气拔根，容易患上各种疾病。

🌢 藏精的方法

《黄帝内经》讲得比较清楚："冬三月，此谓闭藏。水冰地坼，无扰乎阳。早卧晚起，必待日光。使志若伏若匿，若有私意。若已有得，去寒就温。无泄皮肤，使气亟夺。"

（1）让孩子们早点睡觉，不要熬夜，熬夜伤损元气。

（2）收敛意志，带孩子们练练毛笔字是极好的。

（3）减少运动，特别是导致大汗淋漓的剧烈运动，让孩子们的身体静下来。

（4）注意防寒保暖，但绝非把屋子变成春天般的温暖，这就逆反了四时规律，容易造成虚火上浮。冬天的屋子不冷即可，建议可在20℃左右。

（5）清淡饮食，少吃煎炸、烧烤、辣椒、火锅等动火扰阳的食物。

若冬天不能藏精，人的元气就变虚。元气为本，元气一虚，百病丛生。

接下来就来看看冬季各个节气和多发症状的养护方法。

❋ 立冬 ❋
补好肾、藏好阳，孩子聪明身体好

立冬，是冬季的开始。冬季是养肾的季节。补好肾，藏好阳，对身体有很多好处，有助于孩子长个儿，也能让孩子更加聪明。

当然，养肾的同时也要养心。

很多人会问，这心不是夏天养的吗，为什么冬天也要养？

冬天闭藏肾精肾气，但一直有一个疏泄大户叫作"心火"。心神、心火一动，心血、肾水就随之虚耗。

劳心劳神，则容易焦虑、失眠，这是冬季最怕的消耗。所以在冬季，我们一定要少思虑，减少孩子们的压力，让他们好好地在冬天进行闭藏和休息。

给大家举个例子：

小朋友们小时候的专注力都很强，一个东西可以玩很久。但是越长大就越坐不住，总想要看看这儿看看那儿。甚至有的成年人还有拖延症、多动症，以及无法全身心投入工作的苦恼。

其实这都是我们的心神损耗过重而导致的。小孩子肾精充足，阳气充沛，所以他们对感兴趣的事情专注力特别强。那么对于小孩子，嘱咐家长们一句，如果孩子很专注地在看动画片，或者是玩玩具，就不要总去打扰他们，让他们玩够，体会专注的乐趣。

小儿推拿真的可以让孩子更聪明。

我们总说，有规律做推拿能让孩子变得更聪明。很多家长不信，说推拿还能改变孩子智商？

给大家解释一下，聪明只是一个形容词。是不是学东西又快又扎实的孩子就是聪明呢？当然是这样。

小儿经络通达、脏器清灵，体内可能存在痰湿、瘀血等情况。

即使只是在小儿皮肤上的轻轻按摩，也能被经络和脏腑感知。所以针对有些病症有时候吃药没用，但推拿之后就马上见效了。

中医里说，肾主骨，肾主智。肾主骨，骨骼健康发育才能长高。肾主智，滋养骨髓，最终滋养脑髓。肾决定了人的脑力如何，专注力如何。

让孩子肾水阳气都补足的推拿手法

补肾

位置：孩子小拇指螺纹面，也就是手心这面。

方法：由指尖到指根向内推，推 3 分钟即可。

作用：补肾下元，滋阴。

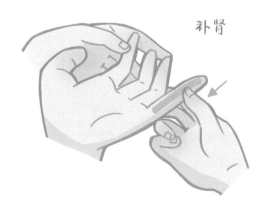

补肾

🖐 工字搓背 🖐

位置：在孩子的背部，肩胛骨呈一直线，脊柱呈一条直线，尾骨呈一直线，是一个工作的"工"字。

方法：沿两肺俞连线横搓，沿督脉上下搓，包含两侧膀胱经，沿八髎穴横搓，掌根或小鱼际用力，搓热即可。

作用：养肺行气，强身健体。

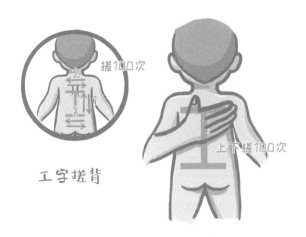

工字搓背

🖐 按揉足三里 🖐

位置：在孩子的外膝眼下三寸，用孩子的手指量，四指并拢为三寸，即食指按在外膝眼上，小指所在的位置就是足三里。

方法：按揉，两条腿各按揉3分钟。

作用：刺激孩子的足三里穴，可使胃肠蠕动有力而规律。

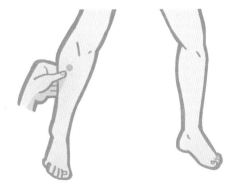

按揉足三里

搓涌泉

位置：在孩子脚底的上三分之一处，脚底板下面有一个很像人字的纹路，这个人字的交点处就是涌泉穴。

方法：上下搓一搓，两只脚各3分钟。

作用：滋阴清热，引热下行。

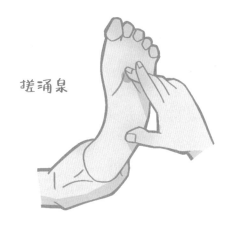

搓涌泉

食疗推荐：各种栗子的菜

栗子，又称补肾果，在冬季是最好的食材。

很多人说，冬天得吃羊肉，但是现在人们冬天基本都待在暖气房里，羊肉太过燥热了。大家可以试试这款栗子白菜瘦肉汤。

TIP　　　　　　　　栗子白菜瘦肉汤

材料：栗子肉150克，奶白菜3棵，猪瘦肉250克，枸杞子15克，生姜2片，盐适量。

做法：

（1）栗子用热水浸过，去衣。

（2）瘦肉冷水焯熟。

（3）放入瘦肉、栗子一起炖。

（4）出锅前放入白菜，10分钟后加盐即可。

栗子又为肾之果，是既属肾水又属脾土的果子，有水土合德之功。

白菜和猪肉也是性平和的食物，既能通润，又能补肾补气！

很多人可能会问，糖炒栗子行不行呢？糖炒栗子过于燥热，所以焖或者炖煮可能更为合适。

✳ 小雪 ✳
做好"冬藏"的三大要点

　　小雪,是二十四节气中的第二十个,时间在每年阳历11月22或11月23日,即太阳到达黄经240度,此时称为小雪节气。小雪是一个"天地积阴"的节气,天地积阴,温则为雨,寒则为雪,而小雪,就是天地彻底冬藏的起始。

　　因此,从小雪到立春,我们都要做好闭藏的工作。那么,到底何为冬藏呢?

　　冬藏,其实就是:起居上,太阳出来后再起床,顺应阳气的升发;精神上,不要过悲过喜,应该情志内敛,泰然处之;穿衣上,一定要保暖,不要受寒。顺应冬气,收藏阳气。由此可见,冬藏就是收藏"阳气"——五脏六腑的阳气。只有积累了足够的阳气,才能抵御外邪。

　　立冬之后,就是冬季的开始,也就拉开了冬三月的序幕,养生也因此开启了冬藏的序幕。

　　节气养护听起来深奥,但是如果落实到一些饮食起居的细节上,就很好理解并且能做到了。给大家几个"藏阳"小贴士:

　　晒太阳:中午时,多去外面晒晒太阳,补足阳气。此外也可以在太阳下面跳跳绳,蹦一蹦。

　　滚后背:可以和孩子一起躺在床上,双手抱腿,来回来去滚一滚,以刺激后背的经络,达到疏通平衡、强身健体的作用。

　　护好大椎:护好脖子,不要着凉,尤其脖子后面的大椎穴,要护好。冬季,室内外温差大,大椎穴着凉后容易生病。

暖气别太热：经常开窗换气，暖气太热会使得腠理开泄。

上寒下暖：穿衣服的时候，可以下半身暖和一点，热水泡脚，温水洗脸，做到上寒下暖的养护。

先清后补：冬天要适量的温补，但是想要温补见效，就要先清理身体的垃圾。进入小雪后，阳气将收藏于体内，如果再吃大补的肉食，很容易内热化痰，出现皮肤干燥、口腔溃疡、便秘、嗓子疼、发热等症状。因此，大家要先清后补，平时多吃白萝卜或白菜等顺气清热的食材。

冬天是滋养肾脏的最佳时机。小雪时节，可经常给孩子推拿解表，排出寒邪。

♨ 补肾经 ♨

位置：在孩子手心一面小手指的螺纹面或小指掌侧指尖到指根处。

方法：从指尖推向指根，向内推，两只手各操作3分钟。

作用：滋阴补肾。

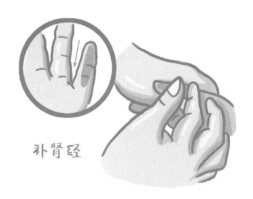

补肾经

♨ 搓涌泉 ♨

位置：在孩子脚底的上三分之一处，脚底板下面有一个很像人字的纹路，这个人字的交点处就是涌泉穴。

方法：可以晚上给孩子泡脚后再搓一搓。

作用：助眠，引热下行。

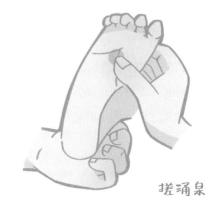

搓涌泉

☝ 工字搓背 ☝

位置：在孩子的背部，肩胛骨呈一直线，脊柱呈一条直线，尾骨呈一直线，是一个工作的"工"字。

方法：沿两肺俞连线横搓，沿督脉上下搓，包含两侧膀胱经，沿八髎穴横搓，掌根或小鱼际用力，搓热即可。

作用：养肺行气，强身健体，温补阳气，止咳平喘。

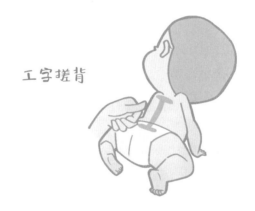

工字搓背

☝ 按揉足三里 ☝

位置：在孩子外膝眼下三寸，用孩子的手指量，四指并拢为三寸，即食指按在外膝眼上，小指所在的位置就是足三里。

方法：两条腿各按揉3分钟。

作用：健脾和胃，升发胃气，燥化脾湿。刺激孩子的足三里穴，可使胃肠蠕动有力而规律。

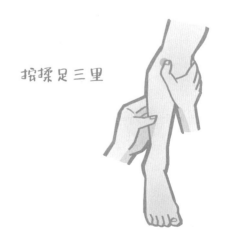

按揉足三里

小雪节气食疗，给家长们推荐桑葚芝麻糕。

TIP

桑葚芝麻糕

材料：桑椹 30 克，黑芝麻粉 60 克，胡麻仁 10 克，白砂糖 30 克，糯米粉 700 克，粳米粉 300 克。

做法：把黑芝麻粉放入石锅里用文火炒出香气。桑葚子、胡麻仁洗干净之后也放入锅内，添加适量的冷水，用大火烧开之后再用文火煮 20 分钟，把渣滤出留汁。再将糯米粉、粳米粉、白砂糖放入盆中，加过滤后的液汁和适当的冷水，搓成面糊制成糕状，在每片点心上撒上黑芝麻粉。上蒸屉蒸 20 分钟就可以了。

功效：健脾养胃，补虚。

✳ 大雪 ✳
大雪节气，养生要注重"藏"

　　大雪节气与小雪节气一样，是反映气温与降雪变化趋势的节气。农耕时期，人们会在大雪后立春前，上山砍树，因为此时的树干最为结实耐用。其实，这是大自然展示给我们的一个关于阳气潜藏于根部的例子。为此，大雪期间，我们也应该顺应自然规律，助阳之藏，养阴之盛。

　　俗话说："春夏养阳，秋冬养阴。"所谓养阴，于大雪节气而言，即是养阳气之伏藏。所以冬季养生，首先要多着衣，避寒邪，勿使阳气被阴寒伤损。

　　大雪节气，养生应注重于"藏"，收藏阴精，使精气内聚，以润五脏。

　　大雪节气，该如何注意饮食起居的养护呢?

　　以不耗为原则：勿过度操劳，避免急躁发怒、情绪激动，以免扰动闭藏在内的阳气。

　　以调养为原则：适当吃点酸味的食物，有助于闭藏阳气。少思虑，少烦扰，少劳累，尽量早睡，让身心都轻闲下来。

　　饮食勿过咸：咸伤肾，过咸饮食会导致精亏于下，虚火上浮。如果长期食用过咸食物，孩子会上火，老人也容易患高血压、中风等疾病。肾主骨生髓，因此骨折的人要喝清汤，不能吃太咸的食物。

　　以通为补，以润为辅：冬天，由于天气寒冷，就总想吃一些热乎的食物。比如炖肉、涮肉等，但是孩子们的运化能力有限，肉吃多了反而容易积食，导致上火。而此时，宜多吃些白萝卜。白萝卜性凉，有降气、降浊之功效，还能收敛浮火，最有助于冬季养生之需。

　　冬天，室内开暖气或空调，燥热无比，因此孩子们的第二个饮食关键点就是润，应多喝粥，尤其是大米汤、梨水这些滋阴润肺的食物，减少他们燥热便秘的概率。

　　大雪节气，很多孩子出现咳嗽、发热的症状，表征大多为唇红、痰黄、苔厚、便秘，均属虚火上浮、阳气不藏的燥热之症。大人在此时，易出现失眠、咽痛、咽干、烦躁等诸多不适。因此，此期间，建议家长与孩子养好肾水，肾水充盈，火气方可下潜。

　　除了饮食上的养护，家长们还可通过以下推拿手法，帮助孩子们进行冬季养护。

补肾经

位置：在孩子手心一面小手指的螺纹面或小指掌侧指尖到指根处。

方法：从指尖推向指根，向内推，两只手各操作 3 分钟。

作用：滋阴补肾。

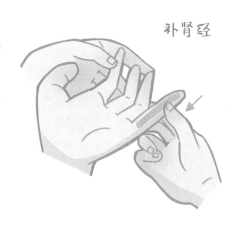

补肾经

取天河水

位置：在孩子的小臂正中，腕横纹到肘横纹的一条直线。

方法：从肘横纹向腕横纹推，向下推，两只手各操作 3 分钟。

作用：滋阴清火。

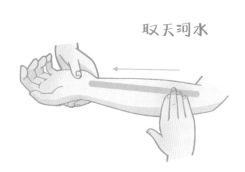

取天河水

〰 搓涌泉 〰

位置：在孩子脚底的上三分之
一处，脚底板下面有一个很像人字
的纹路，这个人字的交点处就是涌
泉穴。

方法：可泡脚后再搓一搓。

作用：助眠，引热下行。

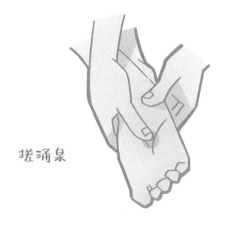

搓涌泉

〰 工字搓背 〰

位置：在孩子的背部，肩胛骨呈一直线，脊柱呈一条直线，尾骨呈一直线，
是一个工作的"工"字。

方法：沿两肺俞连线横搓，沿督脉上下搓，包含两侧膀胱经，沿八髎穴横搓，
掌根或小鱼际用力，搓热即可。

作用：养肺行气，强身健体。

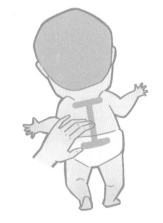

工字搓背

　　大雪节气后，北方干冷入肺，南方湿冷入骨。所以此时可多晒晒太阳。午后晒半小时太阳，孩子会阳气充足，大人肩颈痛、关节痛等病也会得到缓解。

　　这个过程，就好像为人体充电。在冬天，晒晒背，其实也是最简单、最实用的养生方法。

　　给家长们推荐两款适合大雪节气的食疗方：

冬瓜三鲜汤

　　材料：冬瓜、木耳、海米、鸡蛋。

　　做法：将木耳泡发洗净撕成合适小块，冬瓜去皮切块，锅内加入清水煮开后放入木耳、冬瓜、海米等熬煮成汤，汤熟前打入鸡蛋花，加入食盐、麻油、味精、水淀粉等调味品即可饮用。

　　功效：滋补养肾，健脾生津。

西红柿牛腩汤

　　材料：西红柿、牛腩、生姜、葱等食材。

　　做法：先将牛腩洗净切块后用开水加料酒、生姜焯烫去掉血沫，加葱、姜炒香后放入高汤在高压锅中煮20分钟，同时将西红柿切块炒出酱汁，最后将煮好的牛腩倒入其中稍微炖煮即可。

　　功效：开胃健脾。

　　大雪节气需要及时进补，多吃些温补的食物帮助保健养生，才能够抵御住寒冷。上面介绍的这些药膳食疗，都非常适合大雪节气食用，会烹饪的爸爸妈妈们不妨多试试。

❋ 冬至 ❋
防寒、防燥、防积食、防流感

冬至，至者极也。冬至是北半球全年中白天最短，黑夜最长的一天。冬至过后，各地气候都进入一个最寒冷的阶段，也就是人们常说的"进九"，我国民间有"冷在三九，热在三伏"的说法。因此，冬至前后的几天，我们一定要注意养护好身体。因为此时气机转换非常剧烈，正气不足的人容易在这时生病，或是之前已经生病的人，或是有慢性病的人，在此时容易加重。

同时，小朋友在此时一定要注意四点：一是防寒；二是防燥；三是防积食；四是防流感。

防寒

冬至后，将迎来"三九"，各地气候都将进入一个最寒冷的阶段。此时，室内外温差会特别大，出门时要给孩子做好防寒保暖的措施，当孩子在室内大量活动后出汗时，一定让孩子把汗晾干再出门。

防燥

防燥比防寒更为重要，因为冬季室内有暖气或者空调，比较燥热。孩子容易因感受不到冷，而导致阳气收藏不下去，从而会出现阴虚便秘、口干舌燥、咳嗽有痰、晚上睡不好等症状。

防积食

冬季运动量减少，孩子易积食，从而容易引起内热外感。有的家长就觉得，少吃肉就不会积食，其实不然，高热量、高甜度的蛋糕、饼干、巧克力也会让孩子积食。因此，此时要减少这些食品的摄入，增加运动量，避免孩子积食。

防流感

冬季本不是细菌滋生的季节，但是由于现在我们的生活环境好，室内有空调、有暖气，通风换气又较差，从而增加了细菌病毒滋生的机会。而且，即使是冬季，我们也不容易被冷到，阳气也就一直浮于上，这就会导致温病多发。

此时，家长们可以让孩子在中午太阳足的时候出去跑跑玩玩，增加阳气值提升抵抗力。同时，室内也要注意勤通风，做好卫生。

中医里讲，冬至开始后的 45 天是一年中最重要的养肾时期。肾为人体精气神最根本所在，所以健康不健康就要看此时的养护是否到位了。

冬至不建议大补，给大家推荐一款粥。

TIP

芋头粥

材料：鲜芋头 100 克，粳米 100 克，白糖少许。

做法：将芋头洗净去皮后切成小块，与淘洗净的粳米一同放入砂锅中，加适量清水煮开，后转小火熬至米熟粥成，加入白糖，再稍煮即成。

功效：补肝，健脾，益肾。

❋ 小寒 ❋

怎样通过食疗和推拿帮助孩子"藏"阳

冬至之后，冷空气频繁南下，气温持续降低，温度在一年的小寒、大寒之际降到最低。民谚："小寒时处二三九，天寒地冻冷到抖。"

小寒养生，当借天地之寒冷以闭藏人体阳气。养生当把握一个总原则：勿扰乎阳。要养阴，让阳气向下闭藏。按天地规律，热则浮，寒则藏。越热越浮，越寒越藏。所以说，一年之中，小寒时节是最需要养藏的时候。

现在的人，总待在温暖的房间里，以致阳气藏不住，身体就会越来越差。那么，我们该怎么通过食疗和推拿来辅助藏阳呢？

小寒时节，饮食要注意什么？

小寒时节虽然寒冷，却是进补的大好时机。补什么？补阴，要忌辛辣，忌汗出。汗出即是泄阳。

民间有"三九补一冬，来年无病痛"的说法。经过春、夏、秋三个季节的消耗，我们脏腑的阴阳气血会有所偏衰，合理进补既可及时补充气血津液，抵御严寒侵袭，又能使下一年少生疾病，达到事半功倍的养生目的。

饮食上，此时宜滋补，可多吃些黑色的食物，比如黑米、黑豆、黑芝麻、黑木耳、乌骨鸡、紫菜、海参等。此类食物有养阴补肾之功，能伏藏相火，使之归根。小寒因处隆冬，土气旺，肾气弱，因此，饮食方面宜减甘增咸。

另外，亦可吃些地下长的食物，如花生、山药、土豆、地瓜等，这些都得土气，有助于伏藏火气，防止火气上浮。

小寒养生，多做以下推拿

❀ 补肾经 ❀

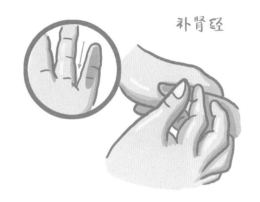

位置：在孩子手心这一面小手指的螺纹面或小指掌侧指尖到指根处。

方法：从指尖推向指根，向内推，两只手各操作 3 分钟。

作用：滋阴补肾。

❀ 取天河水 ❀

位置：在孩子的小臂正中，腕横纹到肘横纹的一条直线。

方法：从肘横纹推向腕横纹，向下推，两只手各操作 3 分钟。

作用：滋阴清火。

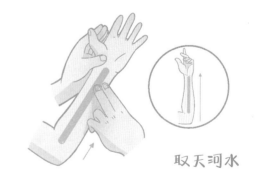

❀ 搓涌泉 ❀

位置：在孩子脚底的上三分之一处，脚底板下面有一个很像人字的纹路，

181

涌泉穴就在这个人字的交点处。

　　方法：泡一泡脚后，再搓一搓。

　　作用：助眠，引热下行。

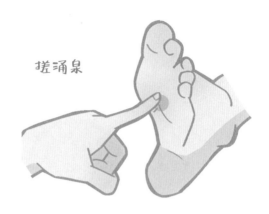

搓涌泉

☝ 工字搓背 ✋

　　位置：在孩子的背部，肩胛骨呈一直线，脊柱呈一条直线，尾骨呈一直线，是一个工作的"工"字。

　　方法：沿两肺俞连线横搓，沿督脉上下搓，包含两侧膀胱经，沿八髎穴横搓，掌根或小鱼际用力，搓热即可。

　　作用：养肺行气，强身健体。

工字搓背

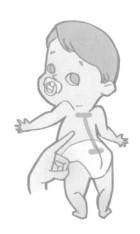

TIP

栗子乌鸡汤

材料：乌鸡1只、栗子155克、莲子50克、枸杞25克、红枣80克、姜25克。

做法：栗子去壳后，煮一锅沸水，将栗子放入，煮约30秒后即刻捞出。沸水烫过的栗子皮轻轻一剥即可轻松退下。莲子、枸杞、红枣洗净备用。姜洗净去皮后拍扁备用。乌鸡剁块后洗净，用沸水焯去血水后捞出。将鸡装入砂锅中，放入莲子、枸杞、栗子（红枣先不放），倒入纯净水（以淹没鸡身为准）。开大火，煲煮1.5小时。1.5小时后加入红枣，继续再煲30分钟即可。

功效：栗子能健脾胃，还可以补肾养血，和鸡肉一起吃，可以起到很好的补肾驱寒的作用。

✳ 大寒 ✳

风寒感冒、咳嗽多发，怎样帮助孩子做好过渡期保健

大寒，是二十四节气中的最后一个节气。大寒一过，又开始新的一个轮回，正所谓冬去春来，万象更新。

中国古代将大寒分为三候："一候鸡乳；二候征鸟厉疾；三候水泽腹坚。"意思是说到了大寒节气便可以孵小鸡了。

从"大寒"到"立春"这段时间，天地之气将由"冬藏"转至"春生"。孩子是至阴至阳之体，脾肺常有不足，最易被寒邪所伤，所以这个节气也是风寒感冒、咳嗽的多发之时。此时做好过渡期的保健，尤为重要。

"大寒不寒，人马不安"是古人总结的天气变化的谚语。意思是说，大寒（节气）正常情况下是天气最冷的时候，如果这时天气不冷，则是反常现象。以后的气候变化会很恶劣，人、牲畜、庄稼都不会安宁。

冬天若一直不下雪，天气忽冷忽热，会诱发并加重各类疾病。雨雪稀少，低温且干冷的天气对孩子的健康十分不利。建议家长多给孩子吃些滋阴健脾、益气安神的食物，也可通过推拿手法来调养孩子的身体。

滋阴健脾，益气安神的推拿手法

因为天气寒冷干燥，所以要给孩子们滋阴健脾。从冬天到春天的过渡时期，人也容易烦躁上火，所以我们也要适当地让他们益气安神。

🖐 顺摩腹 🖐

位置：孩子肚脐周围。

方法：孩子睡之前，轻柔而有渗透力的以顺时针按揉，按摩5~10分钟。

作用：促进肠道蠕动，更好地运化体内该代谢或排出的物质。

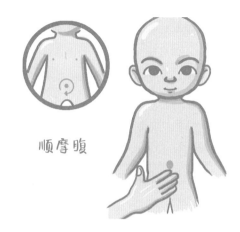

顺摩腹

🖐 工字搓背 🖐

位置：在孩子的背部，肩胛骨呈一直线，脊柱呈一条直线，尾骨呈一直线，是一个工作的"工"字。

方法：沿两肺俞连线横搓，沿督脉上下搓，包含两侧膀胱经，沿八髎穴横搓，掌根或小鱼际用力，搓热即可。

作用：温补阳气，行气活血，强身健体，止咳平喘。

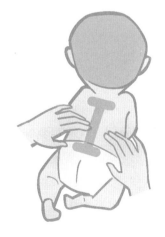

工字搓背

🖐 搓涌泉 🖐

位置：在孩子脚底的上三分之一处，脚底板下面有一个很像人字的纹路，这个人字的交点处就是涌泉穴。

方法：按揉或者搓一搓都可以，两只脚各3分钟。

作用：补肾固本，滋阴化燥，安神助眠。

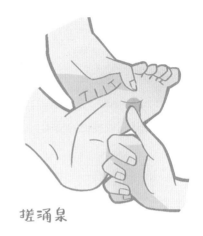

搓涌泉

🖐 按揉小天心 🖐

按揉小天心

位置：在孩子手掌大小鱼际的相接处。家长可以自己伸手找一下，在手腕与手掌连接处的中点，有一个小坑，那里就是小天心的位置了。

方法：两只手各按揉3分钟。

作用：安神定惊，泻火除烦，清热祛火。

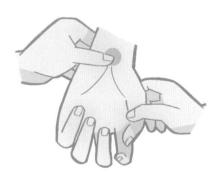

大寒时节，应早睡晚起，饮食清淡

此时节，天气较为干燥，并且流感多发，家长尽量少带孩子去商场等人多的场所。大寒时节，应以户外运动为主，让孩子多运动，早休息。

另外冬季饮食要以清淡、宜消化为主，可以给孩子熬点南瓜小米粥、萝卜葱白水、山药小米粥。

TIP **外寒内热的冬季，如何让孩子健康度过**

冬季，孩子的鼻炎反复发作，怎么办

冬季，是孩子鼻炎的高发期，这是为什么呢？第一，因为冬天的空气比较脏，孩子们的肺部易堆积异物，鼻黏膜也容易堆积垃圾。第二，因为天气寒冷，鼻黏膜组织没有那么放松，血液供应不畅。患有鼻炎的家长们一定有这样的体会，运动时，周身出汗，鼻子也会通畅起来。一旦受点风寒，鼻塞会马上加重。第三，室内外温差大，室内干燥。

患有鼻炎的孩子们，症状轻的孩子按摩一些头面部的穴位就可以缓解，症状严重的就会反反复复，每年都会犯。长期患有鼻炎，孩子会睡不好觉，而且张嘴呼吸，这就容易导致大脑缺氧，从而严重影响注意力，进而影响孩子的学习。

因此，接下来就给家长们分析一下，孩子鼻炎的成因、鼻炎的种类。同时，还会为大家说说日常生活中该如何通过推拿手法缓解鼻炎带给孩子的不适，以及应该在饮食上注意什么。

孩子患有鼻炎的成因

随着生活水平的提高，患有鼻炎的孩子越来越多。那么，鼻炎的成因到底是什么呢？

第一个原因，随着生活条件的提高，孩子们吃得太好了。

现在的孩子大多营养过剩，高热量的东西吃得过多，而那些不易消化的高能量、高蛋白之类的食物，孩子吃多了后，脾胃无法将它们吸收代谢掉，于是这些热量就在体内堆积，化热生火，向上熏蒸，导致肺热。这也是为什么，肥胖的孩子患鼻炎的概率远远高于体型正常的孩子。

中医五行当中讲"脾为肺之母"。当脾胃有热的时候，这个热量就会传给肺，而肺又喜欢滋润，于是就会向上蒸腾。这个热量就会到达呼吸系统和鼻窍。因为肺开窍于鼻，所以当鼻子和嗓子开始难受的时候，一定是肺部宣发不畅导致的。

第二个原因，用药不当。

孩子难免会发烧咳嗽，而有的家长不分寒热虚实也不管这症状到底是如何引起的，就给孩子吃药。举个例子，如孩子开始咳嗽后，家长也不管是什么咳嗽，就给孩子吃川贝枇杷膏，或者秋梨膏。更有甚者，有的家长还会给孩子吃头孢。如果此时孩子是寒证并且没有细菌感染，那么体内就会越来越寒。寒凉的药物堆积在体内，代谢不出去，久而久之，就会造成孩子肺部宣发不畅，身体素质下降，进而患上鼻炎。

第三个原因，现在的孩子压力太大。

现在，大部分小孩从上幼儿园开始就有各种课外班辅导班，有的孩子比大人都忙，都累，进而就会导致他们压力过大。而且家长们对孩子的过度关注，也会让孩子的情绪敏感。孩子总是压抑着情绪，时间长了就会生病。肝气不舒，就会造成体质敏感，易患上鼻炎。

缓解鼻炎带来不适的推拿手法

如果孩子患有因为气候影响导致的鼻炎，就只要给他们通鼻窍，宣肺气。此外，还可以用海盐水清洗鼻腔，有效缓解孩子的症状。但如果孩子的鼻炎反复发作，而且长时间不好，那我们就需要加以辩证，看看孩子是因为什么引起的鼻炎，再加上对应的附加手法。

总的来说，对于鼻炎的推拿，我们要先缓解不适，后改善体质。

孩子患上鼻炎后，主要的症状就是鼻子不通气，那我们就用一组头面开窍醒脑的穴位为他们减轻不适。

🖐 开天门 🖐

位置：在孩子的眉心到上发际线这一条连线处。

方法：两拇指指腹交替，向上推1分钟。

作用：疏风解表，通鼻窍。

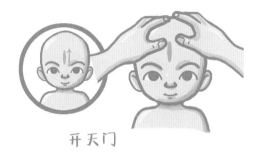

开天门

🖐 推坎宫 🖐

位置：在孩子眉头与眉尾的连线处。

方法：单方向从眉头推向眉尾，大概推1分钟即可。

作用：疏风散寒，明目。

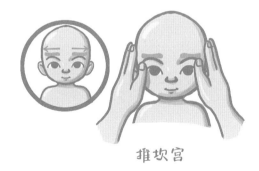

推坎宫

🖐 按揉太阳穴 🖐

位置：眉尾与眼角延长线的交点。用食指在眉尾，大拇指在眼尾，两只手一起向后推，相交的位置就是太阳穴了。

方法：按揉1分钟。

作用：疏风解表，缓解头部不适。

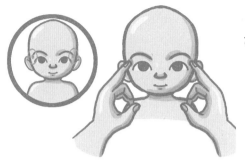

按揉太阳穴

👐 按揉迎香 👐

位置：在孩子的鼻翼两侧，鼻唇沟内。

方法：用手指给孩子按揉1分钟。

作用：通鼻窍。如果孩子还有鼻涕，那我们就沿着鼻梁从上向下推，帮助他们把鼻子中的异物排出来。

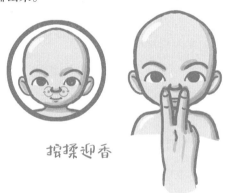

按揉迎香

以上四个头面部的穴位家长们自己也可以操作，在感冒或是鼻炎导致头昏脑涨、烦躁不安的时候，可以自己给自己按摩这一组穴位。说完头面部的穴位，再分享给大家两个宣肺的穴位，因为肺开窍于鼻，鼻子的很多不适都是肺部宣发不畅引起的。除了用头面部的手法缓解不适，还要给孩子们宣肺气，这样才能使效果更加持久。

👐 分推肩胛骨 👐

位置：位于孩子的背部，两肩胛骨内侧弧线处。

方法：从上向下推1~3分钟即可。

作用：宣肺气。

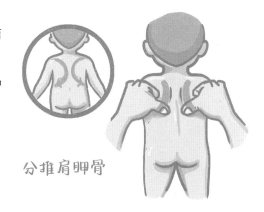

分推肩胛骨

👐 工字搓背 👐

位置：在孩子的背部，肩胛骨呈一直线，脊柱呈一条直线，尾骨呈一直线，是一个工作的"工"字。

方法：先横着推他们的颈部下面的部分，再竖着来回推大椎这一条线，然后在尾骨处横着来回推。大概推3分钟即可。

作用：宣肺的同时，还能刺激大椎两侧的穴位，起到很好的健体功效。

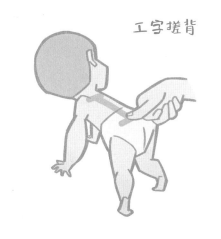

工字搓背

说完了鼻炎的通用穴位，接下来再说说，食热阴虚引起的鼻炎，用药不当脾胃虚寒引起的鼻炎，以及肝气不舒引起的鼻炎，都可以附加哪些推拿手法。

缓解鼻炎带来不适的附加手法：如果孩子是食热阴虚引起的鼻炎，会伴有嘴唇红、舌苔厚腻、肚子胀、大便干涩，甚至便秘、小便黄、脾气大、手足心热等症状。这时要给孩子操作清热滋阴的附加穴位。

🖐 清大肠 🖐

位置：在孩子食指的桡侧。

方法：从指根推向指尖，向外推，两只手各推拿 3~5 分钟。

作用：帮助孩子清理大肠内的积滞，通便。

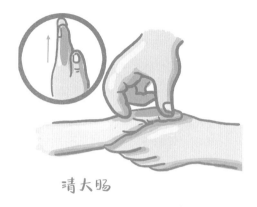

清大肠

🖐 取天河水 🖐

位置：在孩子小臂的正中，腕横纹到肘横纹的一条直线。

方法：手心向上，从肘横纹推向腕横纹，单方向推，两只手各操作 3 分钟。

作用：缓解阴虚。

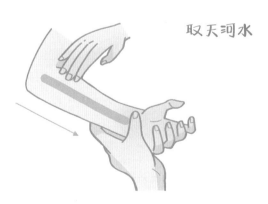

取天河水

接下来说说患有脾胃虚寒的孩子，因为寒凉药物堆积，导致体质下降而引起的鼻炎，该如何通过附加手法进行调理。脾胃虚寒的孩子通常手脚凉、唇色淡、容易生病、容易腹泻、体质很弱，这时就要给他们推拿健脾和胃、强身健体的穴位。

☝ 按揉足三里 ☝

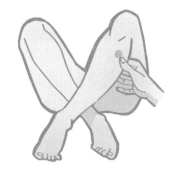

位置：在孩子的外膝眼下三寸，用孩子的手去量，四指并拢为三寸，即食指按在外膝眼上，小指所在的位置就是足三里。

方法：两条腿各按揉3分钟。

作用：健脾和胃，帮助孩子脾胃的运化，增强体质。

按揉足三里

☝ 顺捏脊 ☝

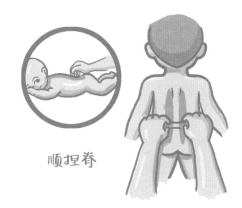

位置：在孩子的背部，从尾骨到大椎。

方法：大拇指向前推，食指中指向前撵。可给孩子操作3~5次。

作用：刺激脊柱旁开17对督脉，有效地帮助他们平衡阴阳，增强体质。

顺捏脊

患有肝气不舒引起的鼻炎的孩子脾气大，眼屎多，而且还特别爱眨眼。肝开窍于目，如果孩子眼部有了一些问题，家长可以先想想是不是孩子肝气不舒了。如果是，我们可以给他们喝点玫瑰花水疏肝，还可以按揉两个疏肝的穴位。

🖐 清肝经 🖐

位置：在孩子手心这一面
的食指螺纹面。

方法：从指根到指尖向外
推，两只手操作各3分钟。

作用：清肝火。

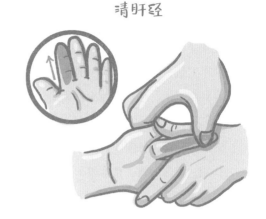

清肝经

🖐 搓摩胁肋 🖐

位置：在孩子胳肢窝下面两
侧肋骨旁开处。

方法：从胳肢窝向下推3分
钟即可。

作用：疏肝理气。

鼻炎主要是肺部不够宣达造
成的症状，所以在孩子的饮食上
一定要清淡，并且多给他们吃一
些养肺润肺的食物，如百合、山药、

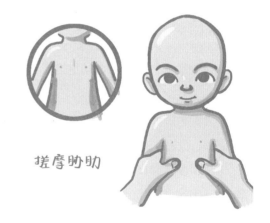

搓摩胁肋

大米粥这些白色的食物。因要清除肺热，所以也应尽量减少辛辣、油腻、高热
量食品的摄入，多摄入一些新鲜的应季的蔬菜，尤其每天的饮食中一定要有大
量的绿叶蔬菜，这样既可以增加纤维素的摄取，促进排便，又能帮助他们把热
邪排出体外。

外寒内热，便秘多发，如何快速通便

冬天室内开空调、暖气，特别容易引起燥热，导致孩子们的大便干燥甚至便秘。长期大便不通畅，还会对孩子的肛门造成损伤。时间久了，肠道内有热，孩子体质会变差，反复出现感冒、咳嗽、鼻炎等症状。肠道内总有宿便排不出去，就会导致新吃的食物吸收不了，从而孩子就会长不高，也不长肉。

接下来，就整体分析一下孩子的便秘到底是怎么回事？平时处理时有哪些误区？孩子便秘分为几种，该如何处理？有哪些食疗可以有效缓解便秘症状？

如何判断孩子便秘了？孩子便秘时，我们常犯哪些错误？

如何判断孩子便秘了呢？有三个参考条件：①大便费时很久；②大便干；③排便频率少于每周3次。三个要素不需要都具备，有一个或两个就可以称之为便秘。然而对于排便频率这点需要辩证来看，如果孩子排便顺畅，大便不干结，但每周定期只排两次，也不能算是便秘。

孩子便秘了，家长们有时会采取很多措施，比如，喝益生菌、吃香蕉、吃火龙果等。这样的做法并不适合孩子，在很多长期便秘的孩子中，我们发现，有的孩子是气虚便秘，也就是说，他有粑粑，但是没有力气排出来。而家长用这些寒凉的食物刺激胃肠运动会收到较快速的效果，但是脾胃在这些寒凉食物的刺激下，也会变得更加呆滞，更加无力，且会产生依赖性。

所以当孩子便秘的时候，也要先进行辨证，分析为什么大便干燥。其实孩子便秘有几个常见原因：

（1）气候导致的，比如冬天屋里有空调或者暖气，燥热导致的津液亏损。

（2）饮食不节制，油腻高热量的食物吃得过多，脾胃运化不掉。

（3）孩子如果发烧，就很容易便秘，因为发热时我们会吃退烧药，孩子出汗退热降温后，津液就会缺失，导致便秘。有时，也会先便秘后发烧，因为肠道内积存的垃圾、热量排不出去，只好通过发热来发散。

所以当孩子便秘时，家长一定不要片面地去治疗，一定要全面地来给孩子辨证处理。

孩子便秘了，小儿推拿是很好的办法。小儿推拿通过手法按摩，对肠道进行助力，使得脾胃加速运化，缓解孩子的不适。

缓解孩子便秘通用的推拿手法

首先来说说孩子便秘的通用手法，就是无论孩子是哪种便秘，我们都可以用以下四个穴位为他们推拿。这组手法的治则是清热通便，健脾和胃。

✋ 清大肠 ✋

位置：在孩子食指的桡侧。

方法：从指根推向指尖，轻快柔和地操作 3~5 分钟，两只手都要操作。

作用：帮助孩子将大肠里的积滞快速排出。

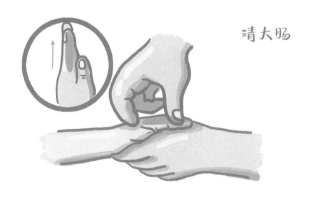

清大肠

✋ 清脾胃 ✋

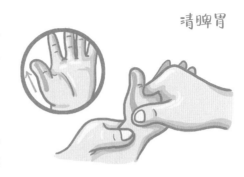

清脾胃

位置：在孩子大拇指的桡侧和大鱼际这一条直线上，大鱼际这一节是胃经，大拇指桡侧这一节是脾经。

方法：孩子的手小，脾胃可以连起来一起操作。单方向向外推，从腕横纹到大拇指指尖，两只手各操作3~5分钟。

作用：帮助孩子清理脾胃内的积滞，帮助他们促进脾胃的运化。

✋ 顺摩腹 ✋

位置：孩子肚脐周围。

方法：将手搓热，顺时针给孩子揉5~10分钟。

作用：促进孩子的脾胃运化、肠胃蠕动，还可以帮助小孩子排出胀气，预防肠绞痛。

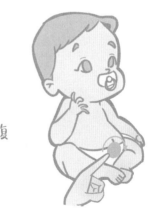

顺摩腹

如果每天晚上给孩子操作，还能很顺利地帮助孩子养成早上排便的习惯。

✋ 下推七节骨 ✋

位置：从第四腰椎到尾骨端呈一直线，通俗点来说，就是孩子的后腰到尾骨。

方法：由上向下推，3~5分钟。

作用：可帮助孩子排便。

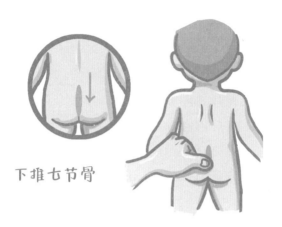

下推七节骨

以上四个穴位即是孩子便秘时可用的通用手法。孩子的便秘通常分为实热证和气虚证两类。实热证便秘的孩子还伴有的症状——腹胀、尿黄、面色红、口干口臭、烦躁哭闹、舌苔黄厚，这时家长可以给孩子加上两个滋阴清热的推拿手法。

🖐 退六腑 🖐

位置：在孩子的小臂内侧，也就是手心向内靠近肚子的这一侧。

方法：从肘横纹到腕横纹向下推，两只手臂各操作3分钟。

作用：可将五脏六腑里的热都排出去，有很好的清热功效。

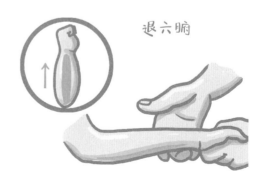

退六腑

取天河水

位置：手心向上，小臂正中，腕横纹到肘横纹的一条直线。

方法：从肘横纹到腕横纹向下推，两只手臂各操作 3~5 分钟。

作用：滋阴清热。

取天河水

患有气虚症的孩子，常便秘，大便呈羊粪球状，嘴唇颜色淡或是发紫，体质弱容易生病，容易外感、着凉，手脚总是冷的，这时我们要给孩子加入一组强壮脾胃的推拿手法。

顺捏脊

位置：从孩子的尾骨到大椎。

方法：两个大拇指向前推，两个食指中指向前撵。每天可给孩子操作 3~5 次。

作用：调和阴阳，通经活络，强身健体。

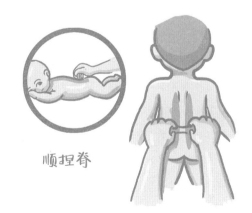

顺捏脊

按揉足三里

位置：在孩子外膝眼下三寸，用孩子的手测量，四指并拢为三寸，即食指按在外膝眼上，小指所在的位置就是足三里。

方法：两条腿各按揉 3 分钟。

作用：健脾和胃，促进运化。

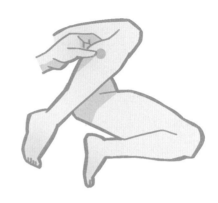

按揉足三里

缓解孩子便秘的食疗方

孩子便秘，我们可以在厨房找几种肠道的"润滑油"给孩子吃，比如：小面汤、大米汤、大米粥、小米粥、大麦粥等。

如果孩子便秘比较严重，可采取一个既有效又温和的方法——蜜煎导法。

《伤寒论》中有一方，称之为"蜜煎导"，它是最为自然绿色的通便方法。蜂蜜滋润大肠，运用此方既可以有效增润大肠的津液，又不会对大肠产生任何伤害，也不会有依赖性，而且用久了还能改善大便难下的状况。

"蜜煎导"就是将蜂蜜的水分煎出后，倒入一个容器中，冷藏后，即是凝固的蜂蜜固状体。当孩子排便困难时，家长可以将蜂蜜固状体塞入孩子的肛门中。通过人体的体温加热，蜂蜜栓就会融化，起到润肠通便的作用。当然，这个方子也适用于老人及孕妇。

具体做法如下：

> **TIP**　蜜煎导
>
> （1）取适量蜂蜜，不加糖的纯蜂蜜最好。
>
> （2）拿一个土豆挖一个小手指大小一样的洞洞，可多做几个，留作备用。
>
> （3）将备好的蜂蜜倒入锅中，小火煎，一边煎熬一边搅拌，将水分蒸发掉。
>
> （4）煎熬过程中，锅中会冒泡泡，当大泡泡变小泡泡，蜂蜜的颜色也越来越深时，差不多就可以成形了。这时，我们就可以做一个滴水实验，用筷子沾一点锅中蜂蜜，滴入清水中，如果这一滴可以凝固，那就说明可以了。
>
> （5）将熬好的蜂蜜倒入土豆的洞洞中，用保鲜膜包上，凝固后就可以用了。或者可以买一节藕，选取大小合适的洞洞，灌入蜂蜜，也是一样的。
>
> （6）蜂蜜遇热就会融化，所以我们可以将其冷冻起来，等需要的时候取出来使用。

三九藏好阳，来年把个儿长

三九是一年中最冷的季节，而天气越冷，越利于藏阳。那么我们就从三九天的自然原理，看该如何从饮食起居上做好养护，如何借助大自然的力量加上小儿推拿的手法帮孩子们藏好阳气。

三九是什么节气？

三九，一般是指三九天。在这儿，教大家一个最简单的找出三九天的方法，就是数九。从冬至开始数，每"九天"算一"九"，第一个九天叫作"一九"，第二个九天叫"二九"，依此类推，一年中最冷的时段便在"三九、四九"。数到第九个"九天"时，天气就暖和了，春天也就来了。

自古就有一九二九不伸手，三九四九冰上走的说法，而且小寒与大寒这两个节气也是与三九天最契合的节气。

三九需要贴三九贴吗？

随着中医养生理念的盛行，很多家长片面地认为，三九养生就是贴三九贴。这其实是不对的，真正的三九养护其实要从饮食起居和一些日常养护中加强注意，由内而外地进行调养，才能达到事半功倍的效果。

三九天，饮食起居应该注意什么？

《黄帝内经》早已给出了入冬养生的总原则："水冰地坼，无扰乎阳，早卧晚起，必待日光，使志若伏若匿，若有私意，若已有得，去寒就温，无泄皮肤，使气亟夺。此冬气之应，养藏之道也。"其实，就是说冬天寒冷，寒则伤阳，而万类生命必需依赖阳气，若阳气受损则影响生命，但生物各有其过冬方式。比如，树木则叶落归根；蛇、青蛙、乌龟、蝙蝠、熊等则冬眠；大雁、燕子等迁往暖和的地方；兔子、鹿、狐狸、麻雀、乌鸦等加厚身上的皮毛或羽毛。这都是动物的本能，也是自然选择的结果：敛阳归根，保暖避寒。

天地之间逢寒冬则树木凋零，万物萧条，生命都去哪儿了？都在避寒过冬。人为万物之灵，人比万物更适应冬天，所以人可以在冬天照常工作、学习、生活。但冬天水冰地坼，阳气闭藏，一切生活起居、工作锻炼、精神情绪等活动都当掌握一个原则：无扰乎阳。若扰阳则必然伤肾。

那什么是扰阳呢？比如：有人冬季长跑、冬练三九、破冰游泳、熬夜不睡等，这都是妄耗阳气的行为，是逆反自然。从中医角度来看，入冬后阳气是要收要藏的，我们当静以藏阳，而不能做剧烈运动以耗阳散阳。

在三九期间，建议家长们多给孩子们泡泡脚。冬天天气寒冷，孩子们不需要每天都洗澡，但需每天清洗脸部、私处和脚。洗脚时，可以多用温水泡一泡，再搓一搓涌泉穴，有很好的滋阴补肾功效，还有助于他们的睡眠，让孩子们睡得好，藏好阳。

而且冬天要让孩子早睡晚起，做适量的运动。最好是午后太阳充足的时候散散步，避免一些大运动量的活动。

那么，三九天该吃些什么呢？

此时是养肾的最好时机。肾主骨生髓，我们应该在饮食上做到以下几点。

第一，不能过咸。

冬天，很多家庭都喜欢炖肉吃，有的人还会把肉做得较咸，这是绝对不可取的做法。在中医里，咸伤肾。过咸饮食会导致精亏于下，虚火上浮，使孩子们上火，使老人更容易患高血压、中风等疾病。

第二，多吃黑色的食物。

黑色养肾。中国民间有"逢黑必补"的说法，认为黑色食物有防衰老、保健、益寿、防病、治病、乌发、美容等独特功效，其实这些都是黑色入肾的体现。

养肾，可多吃些黑色的食物，比如黑豆、黑芝麻、黑枣、黑米、黑木耳等食品，还可以多给孩子们熬点五黑粥，做好补肾养胃的工作。

第三，以通为补，以润为辅。

冬天，由于天气寒冷，我们总想吃一些热乎的食物。在冬季炖肉、涮肉的概率就会增加，但是孩子们的运化能力有限，肉吃多了反而容易积食，导致上火。所以我们可以以通为补，比如多吃点萝卜，做点萝卜丸子汤，在汤里多放点葱姜调味，这个通阳的功效也很不错。

冬天，家里都会打开暖气或者空调，室内有时会燥热无比，所以孩子们的第二个饮食关键点就是润，应多喝大米汤、梨水这些滋阴润肺的汤，减少孩子燥热便秘的概率。

三九期间，滋阴固肾，藏阳助长的推拿手法

三九期间，天气寒冷，我们的身体可以说是外寒内热。中医讲"秋冬养阴"才能保持平衡，而且冬天也需好好养肾，所以滋阴固肾的手法必不可少。

☙ 补肾经 ☙

位置：在孩子手心这一面的小手指的螺纹面。

方法：从指尖推向指根，向内推，两只手各操作3分钟。

作用：滋阴补肾。

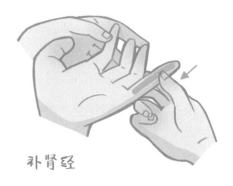

补肾经

🖐 取天河水 🖐

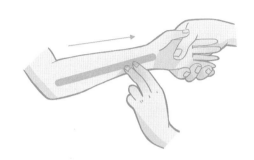

取天河水

位置：在孩子的小臂正中，腕横纹到肘横纹的一条直线。

方法：从肘横纹推向腕横纹，向下推，各操作3分钟。

作用：滋阴清热。

🖐 按揉足三里 🖐

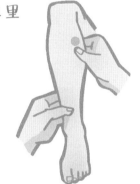

按揉足三里

位置：在孩子的外膝眼下三寸，用孩子的手量，四指并拢为三寸，即食指按在外膝眼上，小指所在的位置就是足三里。

方法：两条腿各按揉3分钟。

作用：运化有利，健脾和胃。

🖐 搓涌泉 🖐

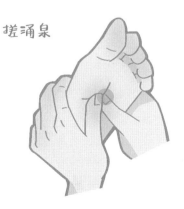

搓涌泉

位置：在孩子脚底的上三分之一处，脚底板下面有一个很像人字的纹路，这个人字的交点处就是涌泉穴。

方法：用水温不超过45℃的水给孩子泡一泡脚，然后再按揉。

作用：滋阴固元，安神助眠。

✋ 顺捏脊 ✋

位置：从孩子的尾骨到脖子的大椎。

方法：两个大拇指向上推，食指和中指向前擀，从下向上捏。

作用：刺激孩子脊柱旁开的17对穴位，达到调和阴阳，强身健体的功效。

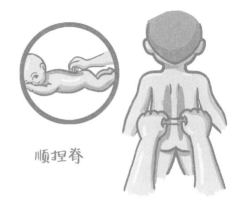

顺捏脊

　　三九过完，就会迎来春天。经过一冬天的养护及空调房、暖气房的洗礼，很多孩子在冬末春初都会产生虚火上浮的症状，比如，脾气大、嘴唇红、大便干燥、眼屎多、发烧等。这时我们可以给孩子们熬一杯乌梅三豆饮服用。

　　三豆饮，是春秋战国时期著名医学家扁鹊的著名处方，此方子食材简单，性平和，味甘二淡，不伤胃气还能清热解毒，养肝润肺，敛阳生津，可以一周给孩子喝两次。

　　三豆分别是黑豆、绿豆、赤小豆，在此基础上再加上乌梅，就可以更好地补肝木之气，收敛虚火。

·TIP 三豆饮

材料：绿豆、赤小豆、黑豆各一小把，乌梅3~5颗。

做法：将豆子一比一用水泡2小时。将泡好的豆子和准备好的乌梅一同放入锅中，多放水，煮到豆子烂为止。放入冰糖调味。

这个食疗方，只喝汤不吃豆，因为豆子吃了会引起孩子胀气。乌梅一定要去正规药房购买。

春节病：如何应对积食、感冒、发烧、呕吐……

春节期间，孩子的生物钟紊乱，导致各内脏器官的正常生理功能受到影响，易引发积食、感冒、发烧、呕吐等病，所以春节期间，也要看护好孩子，尽量降低孩子患"春节病"的风险。

春节病排行榜第一位：积食

春节期间，家里的干果零食较多，孩子们几乎是从早吃到晚，特别容易积食。

孩子积食的症状最明显的就是食欲不振，晚上翻来覆去睡不好，舌苔变厚，嘴唇变红。甚至有的孩子吃得过多后，会呕吐、发烧，所以在春节期间，家长们每天可以通过给孩子推拿以下几个穴位来预防积食。

清大肠

位置：在孩子食指的桡侧。

方法：单方向轻柔快速地从指根推向指尖，向外推，两只手各操作3~5分钟。

作用：帮助孩子把大肠中吃多的无法消化的食物通过大便排出体外。

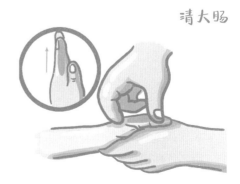

清大肠

✋ 清脾胃 ✋

位置：在孩子大拇指的桡侧
和大鱼际这一条直线上，大鱼际
这一节是胃经，大拇指桡侧这一
节是脾经。

方法：脾胃连起来一起向外
推，从腕横纹到大拇指指尖，两
只手各操作3~5分钟。

作用：帮助孩子消除脾胃中
的消化不了的食物。

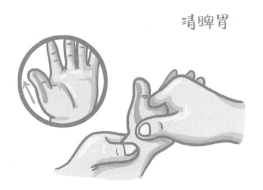

清脾胃

✋ 掐四缝 ✋

位置：在孩子的食指、中指、
无名指、小指的第二指关节处。

方法：用大拇指给孩子操作，
掐一掐，揉一揉，两只手各操作
10次。

作用：消积食，助运化。

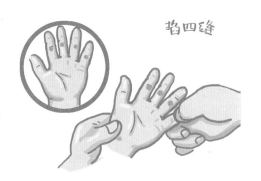

掐四缝

✋ 顺摩腹 ✋

位置：孩子肚脐周围。

方法：顺时针在孩子肚脐周围按摩，要缓慢而有渗透力，每次按揉5~10
分钟。

作用：帮助孩子脾胃运化，肠胃蠕动，规律排便。

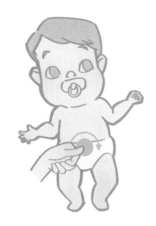

顺摩腹

以上的四个穴位，春节期间每天给孩子操作，有病治病，无病防身。

此时，如果孩子肉食吃多了，可以给孩子吃点山楂。山楂具有很好的消积食功效。此外还可提前给孩子备点鸡内金、健胃消食片等。

春节病排行榜第二名：入睡困难，睡不安稳

春节期间，孩子要么白天太兴奋，要么被鞭炮吓到，所以晚上容易睡不安稳。此时，我们可以给孩子操作几个安神定惊助眠的推拿手法。

☽ 按揉小天心 ☽

位置：在孩子大小鱼际的交点，家长可以自己伸手找一下，在手腕与手掌连接处的中点，有一个小坑，那里就是小天心的位置。

方法：用大拇指按揉，两只手各操作

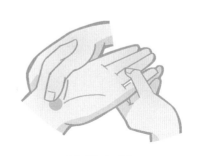

按揉小天心

3分钟，可以在孩子睡前进行操作。

作用：安神定惊，泻火除烦。

搓涌泉

位置：在孩子脚底的上三分之一处，孩子脚底下面有一个很像人字的纹路，人字的交点处就是涌泉穴。

方法：给孩子泡脚后，再搓一搓。

作用：助眠，引热下行。

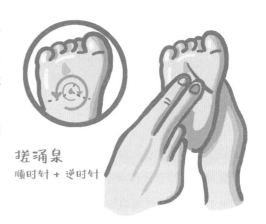

搓涌泉
顺时针 + 逆时针

建议家长们可以在晚9点左右就给孩子们布置好睡眠的环境，让孩子早点进入休息状态。这样在12点放炮的时候，孩子已经进入深度睡眠，就好很多了。

春节病排行榜第三名：发烧

春节期间，很多孩子会出现诸多状况，如睡眠不安稳、状态失调、积食、内热外感等，这些因素都会导致他们抵抗力下降，甚至会发烧。以下是一组紧急退热的推拿手法，家长们学起来吧。

清天河水

位置：在孩子小臂正中的一条直线上。

方法：从腕横纹推向肘横纹，两个手各操作3分钟。

作用：滋阴清热

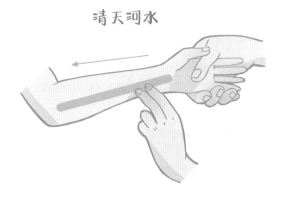

清天河水

🖐 退六腑 🖐

位置：在孩子小臂内侧，手心向内靠近肚子的一侧就是六腑。

方法：从肘横纹推向腕横纹，两只手臂各推 3 分钟。

作用：帮助孩子消掉内热，在孩子高热时降温非常好用。

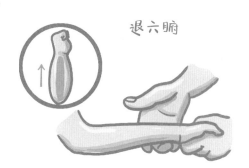

退六腑

🖐 下推天柱骨 🖐

位置：颈后发际正中至大椎穴成一直线，也就是孩子后脖颈这一截儿。

方法：从上向下推，操作 3~5 分钟。

作用：解表退热。

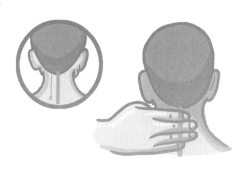

下推天柱骨

家长给孩子推拿完以上三个退热穴位，还可以用毛巾沾上一些温水，擦拭孩子的大腿根、动脉等位置给他们降温。

大家需注意：①如果孩子发烧超过38.5℃，建议用药物退热，退热后喝点大米汤补充津液；②如果孩子反复高热且浑身酸痛，精神不振，建议去医院化验血常规。如果存在细菌或病毒感染，要遵医嘱进行治疗，以免耽误病情。

春节病排名榜第四名：呕吐或者腹泻

春节期间，孩子们也会因为饮食不当（吃坏东西或积食）造成呕吐或是腹泻。这期间孩子们腹泻时，家长们不用太过担心，让孩子吐出来或是拉出来，病症也就好了一半。但是要注意的是，一旦孩子出现腹泻或是呕吐的症状，一定不要再吃大鱼大肉或者零食了，可以给孩子喝点粥。如果发现孩子不仅呕吐和腹泻，还伴有低烧或高烧，就要去医院化验大便或是做血常规，看有没有细菌性腹泻或病毒性腹泻的可能。

如果孩子只是吐了或者拉肚子，家长们可以给他们推拿以下两个穴位进行缓解。

༺ 顺摩腹 ༻

位置：孩子肚脐周围。

方法：顺时针按摩孩子的肚子。建议家长可以在孩子睡之前，给他们轻柔而有渗透力的按摩，按摩5~10分钟。

作用：帮助孩子把肚子里不好消化的食物排出来。

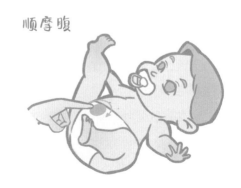

顺摩腹

☙ 清小肠 ☙

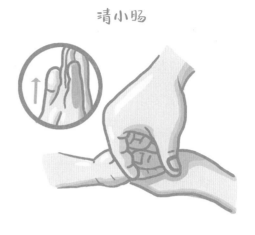

清小肠

位置：在孩子小拇指的尺侧，从指尖到指根，这一条直线属于小肠经。

方法：从指根到指尖向外推，两只手各操作 3 分钟。

作用：利尿，排出小肠中水分，止泻。

春节期间的呕吐和腹泻，家长们无须太过担心，一般都是吃太多引起的，吐出来拉出来就好了。

春节病排名榜第五名：感冒

春节期间，天气寒冷，孩子们容易引起外感。而且此时还是流感的多发期，如果孩子只是感冒了，家长给孩子们推拿一些头面解表的穴位，之后多给孩子喝点热水，或者熬点姜丝粥，可以有效缓解感冒症状。但是如果孩子还伴随高热，全身酸痛，呼吸困难，一定要及时就医，排出流感的可能。

春节病排名榜第六名：异物卡喉

春节期间，家家户户桌子上的干果、糖果非常多，小孩子在吃时，一不留神就会被卡住，非常危险。

此时，家长们一定要做好看护工作，将零食等放到孩子够不到的地方，如果孩子真的被卡住了，建议赶快将孩子头朝下倾斜，从背部向大椎推，边推边敲打，把食物尽快弄出来。

孩子总是眨眼、清嗓子、耸肩膀，这是怎么回事

孩子总是眨眼、耸鼻子、翻白眼、清嗓子是什么问题，今天这篇文章就系统地给家长们讲一下，孩子们的这些小动作。

儿童抽动症是什么？

如果您的孩子有频繁眨眼、耸鼻子、翻白眼、清嗓子、耸肩膀、腹部收缩等动作，那么您一定要重视了。

抽动症的高发期是 4~10 岁的儿童，刚上幼儿园的孩子最多见。

从西医角度来看，抽动症是儿童期容易出现不自主的眨眼、喉头喘动或者肢体动作，是病理病态的过程，属于儿童精神障碍性疾病。从中医角度来看，儿童的抽动症大多属于肝风症状，也就是儿童的抽动症和肝脾的功能失常有关系。现在很多孩子都是脾虚肝旺，导致现在儿童抽动症的多发。

抽动症和多动症有何区别？

多动症和抽动症听起来好像就差一个字，但是它们是两种不同的疾病，家长千万不要混为一谈。所谓的多动症，学名是注意缺陷多动障碍，这个疾病主要是指在儿童期，与同龄儿童相比，孩子明显的注意力集中困难，注意持续时间短暂，活动过多，或者易冲动，也被称为儿童多动症，多动障碍或多动综合征。

抽动症是一种以不随意的、突然发生的、快速的、反复出现的、无明显目的的、

非节奏性的运动或声音为特征的，除了有运动、动作以外，喉咙里面会发出一些声音。这两个病都属于儿童和青少年时期常见的一个症状，但是这是两种疾病，不要混为一谈。

据国家统计，我国儿童抽动症的发病率为5%~11%，并且有逐年上升的趋势。为什么现在小孩得抽动症的越来越多？

（1）现在的孩子大多是独生子女，父母对孩子的期望很高，从生活、学习等各方面给予孩子太多的压力，导致儿童大多时间都处于紧张的气氛中。长此以往，孩子容易患上抽动症。

（2）抽动症的发生不光跟人的情绪有关，也跟其出生方式密切相关。近几年，剖腹产子越来越多。据了解，早产、难产、剖腹产儿更易患此病。

（3）现在我国的环境污染严重，空气质量严重下降，导致儿童患上呼吸道感染疾病的概率大大增加。环境也是儿童抽动症的一大诱因。

（4）独生子大多都十分孤单，平时的生活娱乐过度依赖电视和电脑，使得孩子肝脾失调，令儿童抽动症的发病率大大增加。

（5）饮食不当也容易引起抽动症。现在儿童的零食太多，并且很不健康，里面含有过多的食品添加剂、色素或防腐剂等，摄入过量很容易引起儿童抽动症。

（6）家长生活压力大，导致脾气急躁，对孩子产生不好的影响。

从中医角度看抽动症的成因

在西医看来，抽动症其实没有明确的成因，从心理学角度来讲这是孩子们的一种心因性的疾病。比如长期紧张焦虑，环境的改变，家庭关系不好，等等都可能引发抽动症。在中医看来，抽动症是因为孩子的肝脾功能不好。肝开窍于目，很多孩子抽动症都是从眨眼睛、挤眼睛开始的。

发现孩子这些小动作，您千万不要这样做。

有的家长发现孩子的这些小动作后，不知道是孩子的身体出了问题，以为孩子又从哪儿学会的坏毛病，一顿斥责。还有的家长就开始看着孩子，告诉孩子不许眨眼，不许耸肩膀。

批评和过度关注，都是抽动症的大忌，家长们一定要牢记。

发现儿童抽动症我们要如何调理？

心理方面：家长要注意的是，一定不要责骂孩子，也不要批评，更不要一直看着他们是否有这些小动作，要多带孩子运动，转移他们的注意力，给他们一个放松的环境，并减轻他们的学业压力。

推拿方面：给大家推荐几个健脾疏肝平肝的推拿手法，可以在家给孩子进行推拿。

♨ 清肝经 ♨

位置：孩子食指螺纹面，也就是手心这一面。

方法：从指根推向指尖，向外推，推3分钟。

作用：平肝火。

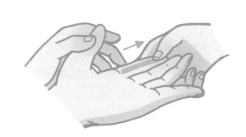

清肝经

♨ 按揉小天心 ♨

位置：在孩子大小鱼际的交点，家长可以自己伸手找一下，在手腕与手掌连接处的中点，有一个小坑，那里就是小天心的位置。

方法：用大拇指按揉，两只手各操作3分钟，可以在孩子睡前进行

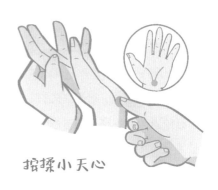

按揉小天心

操作。

　　作用：安心神，降心火。

꒳ 按揉太冲穴 ꒳

　　位置：大脚趾与二脚趾结合部之间的凹陷处。

　　方法：按揉 3 分钟。

　　作用：疏肝降火，宽心理气。

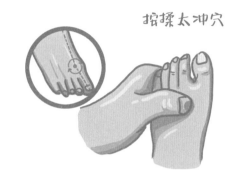

按揉太冲穴

꒳ 按揉足三里 ꒳

　　位置：在孩子外膝眼下三寸，用孩子的手指量，四指并拢为三寸，即食指按在外膝眼上，小指所在的位置就是足三里。

　　方法：按揉，两条腿都要做，各按揉 3 分钟。

　　作用：健脾化湿。

　　以上穴位建议家长们一周可以给孩子操作 3~4 次。

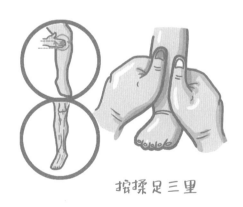

按揉足三里

　　饮食方面：一定注意饮食要清淡，高热量、高甜度的食物就不要吃了。要以健脾疏肝清肝为主，多吃五谷、蔬菜，也可以喝一些菊花水，清除体内的肝火。

声 明

　　书中描述的小儿推拿按摩方法仅供参考，不作为实际治疗疾病完全依赖的手段。当小儿发生疾病时，应根据具体情况具体分析，再施以正确推拿手法来缓解小儿的病痛，针对患病严重的小儿应该立刻送往专业医疗机构进行治疗，以免错过最佳的治疗机会。